赤ちゃんが
やってくる!

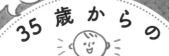

35歳からの

「妊娠体質」

ninshin taishitsu

のつくりかた

漢方薬剤師
谷 裕一郎

日東書院

はじめに

「なんとなくよさそう」ではなく、「自分に合う」妊活を

わたしが長年、不妊の漢方相談をしてきて感じていることは、不妊症に悩む多くの方が辛抱強く、努力家であるということです。

健康に気を配り、注射や検査の痛みに耐え、お金のやりくりに苦心し、仕事や家事の合間に病院に通い、ヨガや鍼灸にも通う。そのうえでもっと妊娠しやすくなる方法はないかとインターネットや書籍、友人から情報収集をして、よさそうなものを取り入れる……。そういう努力を何年も続けている方がたくさんいらっしゃいます。

家族の期待を感じながら、ときにはだれかの心ない言葉に傷つきながら、妊娠するために努力を重ねるその姿勢は、とてもすばらしいとわたしは思っています。

いっぽうで、初めて不妊の漢方相談にいらした方が、あまりに多くのサプリメントや健康法を取り入れていて、それらをどう整理すべきか困ってしまうこともあります。

「なんとなくよさそう」という理由で始めたものの、ご本人も効果を実感しないまま使い続けている方もいれば、妊娠した友人やＳＮＳやブログで見知らぬだれかがすすめていた

「よさそう」なものをつぎつぎに買ってしまう方もいました。

いまの世の中は情報にあふれ、不妊に関しても「なんとなくよさそう」なものは星の数ほどみつかります。もちろん、なかには実際に効果があるものもあります。けれど、時間とお金に限りがあるため、それらを1つずつ試していくことは到底できません。

そして、妊活法は「足せば足すほどよくなる」というものではないのです。漢方薬とサプリメントなど、足すことで悪影響が出てしまうものもあります。あなたの体に合えばより妊娠しやすい状態にしてくれるものもありますが、合わなければ体によくない影響を与えることもあります。

「よかれと思って始めたことが、じつはマイナスにはたらくこともある」。これが、わたしが長年、不妊治療を通して実感していることの1つなのです。

大事なのは、なにをどう選び、続けていくかです。この本では、あなたの妊活にプラスにはたらく方法をどう選べばよいか、そのための知識とコツを漢方的な視点からお話ししていきます。

不妊治療も漢方医学も、本来は複雑なものなので、少しむずかしいと感じることもあるかもしれません。それでも、できるだけわかりやすく、今日からみなさんに実践していただけるように書きました。ぜひ最後までおつき合いください。

第2章

妊娠体質かどうかは基礎体温でわかる

第3章

漢方体質を知って妊娠力を高める

第4章

「養生法」で妊娠しやすい体質に変わる

第5章

あなたに合った妊活法をみつけましょう

第6章 不妊原因となる病気と治療法

第1章

赤ちゃんを望むあなたに知っておいてほしいこと

妊娠できない原因は「年齢」以外にもあります

「早く子どもがほしい」と思っても何年も妊娠できない人がいるいっぽう、「子どもはまだ先でも」と思っていたのに妊娠する人もいます。努力して妊活をしても妊娠しない人となにもしなくても子どもができる人の違いは、どこにあるのでしょうか。

この本のタイトルにも「35歳」とあるように、真っ先に「年齢」を思い浮かべる人が多いかもしれません。たしかに年齢を重ねると妊娠しづらくなりますが、わたしは加齢だけが重要とは考えていません。長年、不妊の漢方治療をしてきた経験からいうと、35歳は妊娠できるかどうかの境目というより、妊娠の要となる卵巣機能に個人差が出始める時期です。肌でいえば「曲がり角」に差しかかったところで、**衰えを感じない人も多いけれど、ここで手入れをするかどうかが、38歳、40歳とさらに年齢を重ねてから妊娠できるかどうかを左右する時期**ということです。

では、年齢以外になにが重要なのでしょうか。わたしは**妊娠しやすいかどうかはその人の「体質」が大きく関わっている**と考えています。もちろん、ホルモンの数値や婦人科系の病気など西洋医学的な原因もありますが、西洋医学的には問題がないのに不妊で悩んでいる方もたくさんいます。そういう方たちも**漢方にもとづいて不妊原因を探ると、妊娠しにくい体質が見えてくる**のです。「体質なら諦めなくてはいけないの?」と思うかもしれませんが、そうではありません。**適切に対処をすれば、多くの場合は「妊娠しにくい体質」を「妊娠しやすい体質」に変えていくことができます。**

この本では、妊娠しやすい体質とはどういうものか、自分の妊娠しにくい体質と不妊原因を探る方法、それらを改善する方法など、長年の経験にもとづいた**安全で確実な「妊娠体質」のつくり方**をみなさんに紹介していきます。

あせりや迷いにふり回されず自分に合った妊活をしましょう

不妊治療に思ったよりも時間がかかってあせる、気持ちを切り替えようと治療を休んでタイミングをとっても結局生理が来てさらに落ち込む、人の妊娠報告を素直に喜べない、なぜ自分だけが妊娠できないんだろうと悲しくなる……。そんな行き場のない思いを抱えた方がわたしの漢方薬局にもたくさん相談にいらっしゃいます。

真剣に不妊治療に向き合っている人ならだれだって、多かれ少なかれ、気持ちが揺れます。真剣であればあるほど、一喜一憂し、心が乱れるのは自然なことです。

ただ、**あせったり迷ったり、心が乱れているときは判断力が低下していることが多い**のです。そのため、そういうときに取り入れたサプリメントや健康法は、その人の不妊治療の助けにならないことが多いと、わたしは経験的に感じています。

そのサプリメントや健康法が一定の効果があるものだとしても、だれかが妊娠できた方法であなたも妊娠できるとは限りません。なぜなら、**あなたとその人では体質が違うため、その人に合っていたことがあなたには合わないこともある**のです。

「でも、早く妊娠するために、少しでも可能性のあるものは試したい」という声も聞こえてきそうです。試したい妊活法があるなら、地道に1つずつ吟味《ぎんみ》することです。

たとえば、妊娠にいいとされる食べ物や健康法を試すときに、まず**「これはいまの自分に必要なこと？」「自分の体質に合っていること？」と考える**ことが大切です。

そのためには自分の体をよく知る必要がありますし、妊娠に関する最低限の知識も必要です。この章では、不妊治療のスタートラインに立つために知っておいてほしいことについて、順を追ってお話ししていきます。

妊活の第一歩は自分の「妊娠力」を知ること

あなたは、いまの自分の体がどんな状態か知っていますか。自分の生理周期や基礎体温、卵子の質や排卵の状態、女性ホルモンの数値などを、ある程度は把握できているでしょうか。**妊活の第一歩として、自分の体の状態をできるだけくわしく知っておいてほしいのです。**というのも、妊娠するためにさまざまなことを試している人でも、くわしい不妊検査を受けたことがないという人が意外と多いからです。

ここで、わたしの漢方薬局に通われていた方のお話を紹介させてください。この方は産婦人科に通ってタイミング法を続けていました。その病院では細かい検査をしなかったため、とくに問題もみつかりませんでした。その後、2年近く経っても妊娠しないため不妊治療専門の病院に転院し、検査を受けた結果、両方の卵管がふさがっているることがわかったのです。医師から「体外受精以外に妊娠する方法がない」といわれ、とてもショックを受けたそうです。もし、初めから詳細な検査をして、自然妊娠が望めないとわかっていたら、2年の月日も治療費も無駄にせずに済んだのです。

とくに自覚症状がない人でも、不妊検査を受けることでその後の治療を大きく左右するような問題がみつかることがあります。**早めに原因がわかれば適切な対処ができ、時間やお金を無駄にせず、最短距離で妊娠を目指すことができます**。

もちろん、検査を受ければ必ず原因がわかるわけではありません。それでも、**妊娠を希望するのなら、できるだけ早く病院で不妊検査を受けていただきたい**のです。

そして、もう1つ重要なのが基礎体温です。**基礎体温を見ると、漢方的に妊娠しやすい体質か妊娠しにくい体質かを知ることができます**。病院では不妊原因がわからない方でも、基礎体温を見ることで漢方的な不妊体質の原因がわかり、それを漢方薬や養生法で改善して妊娠した人は実際に多くいます。そのため、わたしはみなさんに基礎体温を記録することをおすすめしています。くわしくは2章で説明します。

妊活には男性の不妊検査も欠かせない

自分の体の状態を知るのと同じくらい大切なのが、パートナーの男性の不妊原因を早めにチェックすることです。不妊症のカップルの不妊原因について調べたWHO（世界保健機関）の調査では、**男性のみ、または男女ともに不妊原因がある割合を足すと全体の半分近くになる**とされています。

以前と比べると不妊治療に協力してくれる男性も増えており、わたしの薬局でも夫婦で相談に来てふたりで漢方薬を飲んで体質改善するケースはめずらしくなくなってきました。いっぽうで、病院の送り迎えはしてくれるけれど、自分は病院で検査を受けたことがない、病院に行きたがらないという男性もまだ少なくありません。これについては夫婦で話し合うのがベストですが、むずかしいご家庭もあります。

そこで、男性が病院に行くことに乗り気でない場合は、女性が病院で「フーナーテスト」を受けるというやり方もあります。フーナーテストとは、排卵時期に性交渉をし、その当日または翌日に女性のおりもの（頸管粘液《けいかんねんえき》）を採取して、その中に精子がいるかいないかを検査するものです。本来は、抗精子抗体（精子の動きをさまたげる抗体）の有無を調べるのが目的ですが、間接的に男性の精子の数や運動性のよしあしを知ることもできます。実際、フーナーテストで精子に問題がみつかり、消極的だった男性が精液検査を受けるきっかけになった例もあります。

そして、ふたりで乗り越えなければならないことは、不妊検査以外にもあります。

どんな不妊治療をおこなうか、どの病院に通うか、仕事や家事の時間のやりくり、治療費のことなども、ふたりで話し合うべきことです。男性に不妊検査を受けてもらうと、そういった話も自分ごととして考えてもらうきっかけになるかもしれません。

卵子は若返らないけれど老化を遅らせることはできる

あなたの卵巣の中にある卵子は、あなたとほぼ同じ年齢だということを知っていますか。不妊治療を続けている方ならよく知っている話かもしれませんが、わたしの漢方薬局に来られる方の中にはご存じない方も少なくありません。

体の中のほとんどの細胞は新陳代謝をくり返しながら、日々新たにつくられていますす。年齢を重ねればそのスピードは遅くなりますが、新たにつくられなくなるということはありません。男性の精子も、歳をとってからも日々つくられています。

いっぽう、女性は生まれたときにすでに卵巣の中に数百万個の卵胞《らんぽう》（卵子の袋）をもっており、それらは新たにつくられることはありません。つまり、女性の卵胞の数は、一生のうちで減ることはあっても増えることはないのです。

この事実からわかることは2つあります。1つは、**加齢にともなう卵胞の減少は止められない**ということです。減った卵胞の数を増やすことは、西洋医学でも東洋医学でもできません。不妊治療にタイムリミットがあるのは、そのためです。

もう1つは、卵胞は生まれたときからあるため、**加齢にともなう卵子の老化は避けられない**ということです。卵子の老化とはつまり質の低下であり、年齢が上がるほど妊娠率が下がり、流産率が上がるとされています。

たとえば肌であれば、入念なケアをすればそのぶん若く保つことはできます。けれど卵子は、見た目が若々しい人でも、健康的な生活を送っている人でも、いまよりも若返らせることはできません。卵子の若返りについては世界中でさまざまな研究がされていますが、いまの医療では時計の針を戻すことはできないのです。

「それなら、やっぱり35歳をすぎて妊娠を望むことはむずかしいの?」と思われるかもしれませんが、そうではありません。加齢による卵胞の減少はどうすることもできませんが、**卵子の老化は、漢方薬を服用したり、体質改善をしたりする(養生する)ことである程度は遅らせることができる**とわたしは考えています。

実際、それが病院の検査結果にあらわれることがあります。卵子の状態をあらわす数値には、残卵数の指標となる抗ミュラー管ホルモン（ＡＭＨ）と卵巣機能をあらわす卵胞刺激ホルモン（ＦＳＨ）があります。抗ミュラー管ホルモンは、漢方薬を飲んでもほとんど変化しません。いっぽう、卵胞刺激ホルモンは漢方薬で改善することがあります。卵胞刺激ホルモンの数値は卵巣機能が衰えると上昇しますが、体質に合った漢方薬を飲むことで、数年間、下がった状態をキープできた例がたくさんあります。

つまり、漢方で卵巣機能の低下を遅らせることが期待できるのです。

女性ホルモンのはたらきと妊娠のしくみ

卵子の問題のほかに、みなさんに改めて知っていただきたいのは、女性ホルモンと妊娠のしくみです。これらが正常にはたらく状態が「妊娠しやすい」ということです。

まず、「卵胞期」に脳から卵胞刺激ホルモン（ＦＳＨ）が分泌されて卵胞が育ち始め、つぎに卵巣から卵胞ホルモン（エストロゲン）が分泌されます。卵胞が十分に育って卵胞ホルモンの分泌が高まると、今度は黄体《おうたい》形成ホルモン（ＬＨ）の分泌が一気に高まり、卵胞から卵子が１つ（または２つ）排卵されます。

ホルモン周期と排卵から着床まで

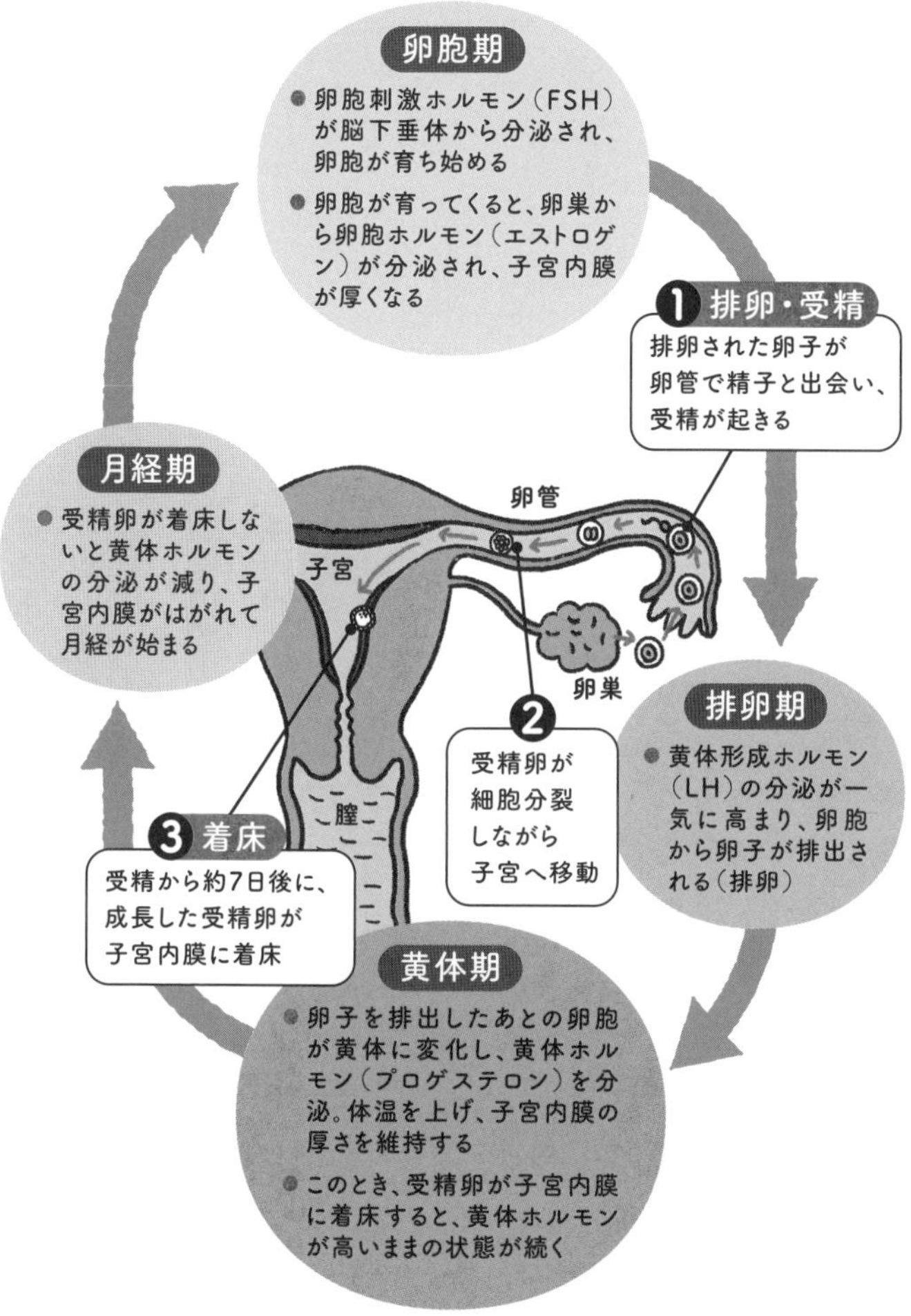
卵胞期
● 卵胞刺激ホルモン(FSH)が脳下垂体から分泌され、卵胞が育ち始める
● 卵胞が育ってくると、卵巣から卵胞ホルモン(エストロゲン)が分泌され、子宮内膜が厚くなる
1 排卵・受精
排卵された卵子が卵管で精子と出会い、受精が起きる
月経期
● 受精卵が着床しないと黄体ホルモンの分泌が減り、子宮内膜がはがれて月経が始まる
卵管
子宮
卵巣
膣
2
受精卵が細胞分裂しながら子宮へ移動
排卵期
● 黄体形成ホルモン(LH)の分泌が一気に高まり、卵胞から卵子が排出される(排卵)
3 着床
受精から約7日後に、成長した受精卵が子宮内膜に着床
黄体期
● 卵子を排出したあとの卵胞が黄体に変化し、黄体ホルモン(プロゲステロン)を分泌。体温を上げ、子宮内膜の厚さを維持する
● このとき、受精卵が子宮内膜に着床すると、黄体ホルモンが高いままの状態が続く

排卵された卵子に精子が入り込むと受精が起きます。受精卵は、成長しながら子宮へと向かい子宮内膜に定着します。これが**着床**で、妊娠の第一歩です。

いっぽう、排卵が終わった卵胞は「黄体」に変化し、黄体ホルモン（プロゲステロン）を分泌します。黄体ホルモンは**子宮内膜の厚さを維持し、基礎体温を高くするホルモンです**。黄体ホルモンは、受精卵が子宮内膜に着床すれば高いまま維持され、着床しなければ減少して生理が始まります。

これらのしくみのどこが欠けても妊娠は成立しません。実際に、排卵できない、精子が卵子に入り込めないなど、排卵や受精にはさまざまなトラブルが起きます。しかも、排卵は年に12～13回しか起こらないため、妊娠は「できて当たり前」ではなく、不妊も「おかしい」ことではないのです。

漢方で妊娠できる期間を延ばして納得のいく不妊治療を

漢方で妊娠しやすい体質に変えることもできるとお話ししましたが、漢方薬を飲むと体がどう変わるのでしょうか。まず、多くの場合、自覚症状が徐々に改善されていきます。たとえば、**冷え症やむくみ、疲れやすさが改善する、短くなった生理の日数や周期が以前の長さに近づく、少なくなった経血量が増えてくる、不正出血や生理痛、生理前のイライラが改善する**などがあります。すべての方が実感できるわけではありませんが、体質に合う漢方薬を服用すると症状が改善することが多いのです。

体質が改善され、症状が軽減していくと、妊娠しやすくなります。もちろん、体質や症状が改善されても、卵子の減少や老化を止められるわけではありません。**卵子が若返るわけではないけれど、妊娠できる期間を延ばせる**ということです。

女性の妊娠力をハンググライダーにたとえてイメージしましょう。飛び立ったハンググライダーは、なにもなければ、下からの空気抵抗と重力のバランスにより少しずつ下降していきます。そこに、上昇気流が発生したとしましょう。すると、ハンググライダーは風に乗って一時的に高く舞い上がり、そのぶん飛行距離が長くなります。**漢方で一時的にでも卵巣や子宮のはたらきをよくすると、ハンググライダー（妊娠力）の下降スピードが遅くなり、妊娠できる期間を延ばすことにつながります**。

不妊症の方が漢方治療をせずに妊活する場合は、つぎのページの図のグレーの線のように、時間の経過とともに卵巣機能が衰えていきます。いっぽう、正しい漢方治療

漢方治療をする場合としない場合のイメージ

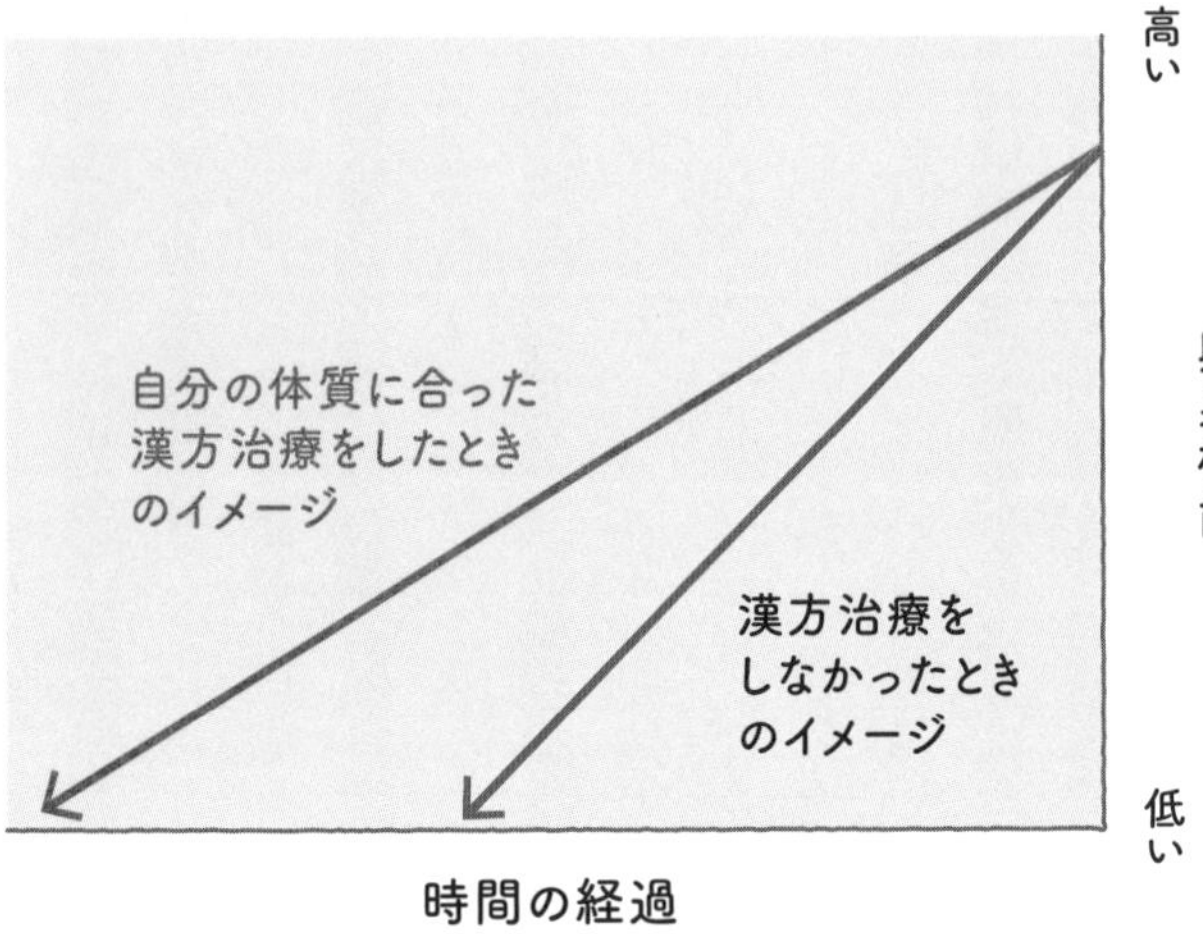

をおこなうと、一時的にですが卵巣機能が高まり、なにもしていないときと比べると妊娠できる期間が延びます。これが、多くの方に不妊を改善する漢方治療をおこなってきた結果、わたしが実感していることです。

漢方で妊娠できる期間を延ばせれば、そのぶん、妊娠できるチャンスが増えます。また、自覚症状だけでなく、ホルモンの数値や受精卵のグレードが改善されるなどの変化があらわれることが多く、病院の治療を効果的にサポートすることにもつながります。

とくに、こんな悩みをもつ方にとって、漢方は試してみる価値があります。

- 病院の検査を受けても異常がみつからないのに何年も妊娠しない
- 体外受精をおこなっても空胞《くうほう》（卵子がない空の卵胞）や変性卵（状態が良好でなく受精できない卵子）ができることが多い
- 採卵はできても受精がうまくいかない
- 受精はしても受精卵の分割が途中で止まってしまう
- 何度も胚移植《はいいしょく》をしても、妊娠反応が出ない
- 体外受精をするたびに採卵数が減る、または受精卵のグレードが下がる
- 医師から「最終的には卵子の質の問題だが、改善法はとくにない」といわれた
- 妊娠はしても、12週未満で胎児の発育が止まってしまう（不育症）

漢方は不妊治療をするあなたにとって、きっと大きな味方になるとわたしは信じています。自分の漢方体質をチェックする方法や、体質ごとの養生法、そして信頼できる漢方薬局の選び方などは、3章から5章を読んでみてください。

漢方で自然妊娠！ 肌もとてもきれいになりました！

40代・治療歴4年

36歳から体外受精を何度しても妊娠せず、医師から「着床しない理由がわからない」と言われ、治療に行きづまっていました。そんなとき、インターネットで谷先生の薬局をみつけ、半年間通い、妊娠できる状態になったため、いったん卒業しました。

その後、病院には通わず自然にまかせていましたがなかなか妊娠せず、年齢的なあせりもあって再び病院で人工授精をくり返し、谷先生にまたお世話になることにしました。

その半年後、転院先の病院で体外受精の準備をしていた矢先に、妊娠がわかったのです。40歳でまさか自然妊娠するとは思っていなかったのでとてもうれしいです。谷先生に出会えたおかげです。本当にありがとうございました。

漢方治療について

この方は、病院での治療の影響で肌がくすんでいました。漢方薬で体質改善したところ、目に見えて肌質がよくなっていき、わたし自身驚きました。

また、ご主人の体質にも問題があったため、漢方を服用していただきました。その後、一度漢方相談を終了したのですが、数年後に再度相談したいということで、また漢方治療を開始しました。

この方は瘀血《おけつ》（血流障害）がひどかったため、瘀血を改善する漢方薬を飲んでもらいました。そのおかげで肌質も含め体質改善でき、妊娠したのだと思います。また、ご本人が意識していないときに妊娠することが多いのですが、この方もそうでした。

用いた漢方薬

奥様には妊娠前は1年ほどスクアレン、桂枝茯苓《けいしぶくりょう》丸《がん》などを、妊娠後は当帰芍薬散《とうきしゃくやくさん》、芎帰膠艾湯《きゅうききょうがいとう》などを飲んでいただきました。ご主人にも、約4か月間、漢方薬を飲んでもらいました。

第2章

妊娠体質かどうかは基礎体温でわかる

基礎体温を測ってみましょう

妊娠を望んでいる方は、まず基礎体温を測ってみることから始めてみませんか？基礎体温は自分の体を知るためのとても重要な指標です。

病院でも基礎体温をチェックすることはありますが、漢方薬局のほうがより重要視し、細かくチェックしています。なぜなら病院では、ホルモン検査や超音波検査（エコー）、内視鏡（子宮鏡）などさまざまな検査で体の状態を知ることができるので、基礎体温を細かく分析する必要がないのです。そのため基礎体温を測る必要はないという病院もあります。

けれど、病院でとくに問題がないといわれたのになかなか妊娠できずに悩んでいる人は少なくありません。1章でお話ししたように、そのような方でも、**基礎体温を正しく測り、漢方的に見ていった結果、不妊の原因がはっきりして、それを治療したら妊娠した**というケースはたくさんあります。

測ったことのない方はぜひ基礎体温を測ってみてください。基礎体温を測ったことがあるけれどいまは測っていない人、毎日測っているけれど排卵日予測と妊娠判定以外に使い道がないと思っている人も、この本を読むことで基礎体温に対する考え方が変わるかもしれません。それでは、**基礎体温からわかること、正しい測り方、体温計の選び方**を説明していきましょう。

●基礎体温とは

基礎体温とは、最小限のエネルギーしか消費していない安静時の体温のことです。つまり寝ているときの体温ですが、睡眠中に体温を測ることはできません。そのため、**寝ている状態に一番近い、朝起きてすぐに測ります**。

基礎体温は女性の排卵サイクルと関係が深いものなので、基礎体温をつけることで間接的に排卵のサイクルを知ることができます。

●基礎体温を見るとわかること

みなさんは基礎体温を測る理由をご存じでしょうか。一般的に、基礎体温を見るとこれらのことがわかるとされています。

- 妊娠しやすい時期（排卵の時期）
- 排卵しているかどうか
- 妊娠しているかどうか
- つぎの月経開始日の予測

ここまではみなさんもご存じでしょう。しかし、基礎体温から読み取れるのはこれだけではありません。基礎体温をより細かく見ると、さらにこんなこともわかります。

- 妊娠しやすい体質かどうか
- 婦人科系の病気の可能性
- どのような漢方治療（漢方薬）が向いているか
- 現在服用している漢方薬やサプリメントが合っているかどうか
- 体がよい状態（妊娠しやすい状態）に近づいているか

これらはわたしが実際に相談を受けた方々の基礎体温から読み取っていることです。

妊娠しやすい体質かどうかや、婦人科系の病気の可能性がわかれば、まだクリニックに通っていない人は受診するきっかけになります。また、現在服用している漢方薬が合っているかどうかも基礎体温を見ればある程度はわかるため、いまのやり方でいいのか悩んでいる人も、参考にすることができます。

これらを基礎体温から探る具体的な方法を、この章と5章で説明します。

基礎体温を正しく測るための体温計の選び方

ここからは、実際に基礎体温の測り方を見ていきましょう。

基礎体温を測るには、**専用の婦人体温計（基礎体温計）**が必要になります。婦人体温計と普通の体温計の大きな違いは、**小数点以下の表示**です。普通の体温計では、「36・5℃」など小数点第一位までしか表示されないのに対し、基礎体温計は、「36・52℃」というように、**小数点第二位まで正確に計測ができます**。

婦人体温計と普通の体温計の違いは、つぎのようなケースでわかります。

基礎体温の高温期が平均して36・73℃で、それが13日間続き、高温期の低いときでも36・71℃くらいある人は、おそらく大きな不妊の問題はないだろうと考えます。

いっぽう、高温期が平均して36・67℃で、高温期のもっとも低いときには36・49℃くらいまで下がる人は、少し妊娠しづらいのではないかと考えます。

このふたりの基礎体温を普通の体温計で測定した場合、おそらく36・73℃の人も36・67℃の人も「36・7℃」と表示されます。そうすると、36・67℃の人の妊娠しにくい原因を見逃してしまうかもしれません。

このように、**わずかな体温の差であっても妊娠に大きく関わってくる**ことがあります。そのため、基礎体温は婦人体温計で計測することがとても大事なのです。

●婦人体温計のタイプ

婦人体温計には大きく分けて2つのタイプがあります。1つは**実測式の婦人体温計**で、もう1つは**予測式の婦人体温計**です。

実測式は、5分間、口の中に体温計を入れたままで測定します。予測式は、蓄積された過去のデータをもとにして、通常20～40秒間の測定時間で5分間測定したときの基礎体温を予測して表示させるものです。この測定時間は体温計によって異なります。

実測式と予測式の婦人体温計には、それぞれメリットとデメリットがあります。実測式の婦人体温計は計測時間が5分のものが多いのですが、その間、じっと待っていなければいけません。忙しい朝の5分間は貴重でしょう。

いっぽう予測式の婦人体温計は、早いものなら20秒くらいで計測できます。朝の5分を20秒に短縮できるのはありがたいですし、基礎体温は毎日続けて測らないと意味がないので、簡易なもののほうが続きやすいというメリットはあります。しかし、実測式と比べ計測結果の正確性が劣るのがデメリットです。

わたしは5分間の実測式をおすすめします。しかし、どうしてもむずかしい場合は、少しでも長めの30～40秒の予測式にしましょう。

また、婦人体温計には**単機能タイプ**と**高機能タイプ**があります。単機能タイプは基礎体温を計測するだけですが、高機能タイプは、婦人体温計内に基礎体温を記録するなどさまざまな機能をもつものがあります。たとえば、付属の機械に基礎体温のグラフを表示できるタイプや、婦人体温計の情報をパソコンに転送して自動的にグラフ化してくれるタイプなど、機能が多岐にわたります。

高機能であればあるほど便利なのですが、そのぶん価格も高くなります。なにを重視するかによって、選ぶ婦人体温計のタイプは異なります。

●おすすめしない婦人体温計

病院や漢方薬局で、基礎体温を医師や薬剤師に見せるのであれば、体温計の小さな画面にグラフが簡易表示されるものと、体温計と機械がセットになっていて機械にグラフが表示されるもの、どちらもおすすめしません。

なぜかというと、画面が小さすぎて、基礎体温を細かく分析できないからです。先ほどお話ししたように、婦人体温計は小数点第二位まで表示するようにできています。しかし、体温計や付属の機械にグラフを表示するタイプは、画面が小さいためグラフのマス目の単位が0・1℃であることが多いのです。そうすると、せっかく婦人体温計で小数点第二位まで測った意味がなくなってしまいます。

婦人体温計という微細な体の変化がわかる体温計で測るのですから、結果もその緻密さを生かせる**大きな画面、大きな表でひと目見てわかる**ようにするのが理想です。

基礎体温の正しい測り方

細かく基礎体温を見るためには、毎日、一定の条件で継続的に測り続けることが重要です。基礎体温の正しい測り方を確認しておきましょう。

基礎体温は起きる時間によって変わるため、できるだけ毎日同じ時間に測ることが大切です。また、**測る前から測り終わるまでのあいだに動いてはいけません**。朝になって体温計がみつからなくて探して動いてしまったり、体温計を手に取るために起き上がったりすると、それだけで体温が上がってしまいます。**婦人体温計は体を起こさなくても手に届く位置、同じ場所に置く**ように決めておきましょう。

また、普通の体温と違い、基礎体温は脇の下では測りません。婦人体温計は、**舌下（舌の裏）の中央の筋の脇にある部分に当てます**。そして、測り終わるまで**しっかりと口を閉じて、外気の影響を受けないようにします**。ここで、二度寝しないように注意してください。二度寝してしまうと、口が開いて外気の影響を受けてしまうことがあるからです。

基礎体温の測り方

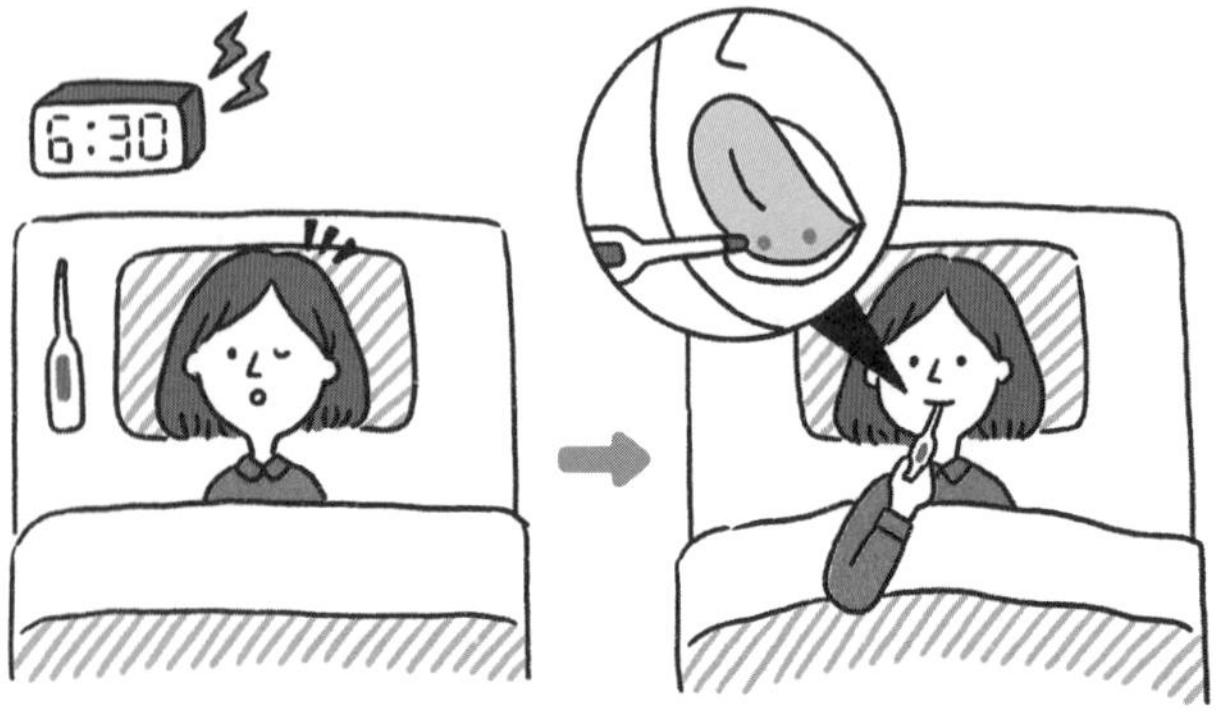

起きたらすぐに測る

起きてすぐに測れるように
体温計は枕元の決まった場所に置く

体温計を舌の裏に入れる

舌の裏の左右どちらかの
脇に入れて、口を閉じる

計測終了の合図の音が鳴ったら、**起き上がる前に基礎体温が正しく表示されているかを確認**しましょう。

予測式の婦人体温計のうち10秒などの超短時間型は、明らかに基礎体温の数値がおかしいときもあります。

そういうときにはもう一度測る必要がありますが、その前に動いてしまうと、二度目に正確な基礎体温が測れなくなるのです。測ったあとはすぐに動かず、正確に測り終えたのを確認してから起き上がって記録してください。

基礎体温を測る前に動いてしまったり、トイレに行ってしまったりした場合は、**気づいた時点でできるだけ早く**

体温を測るようにしましょう。そのうえで、体温を記録するときに、計測前に動いてしまったこともメモしておきます。正確さには欠けますが、長期的なリズムを見るためには、測らないよりは測ったほうがいいです。測り忘れてしまったときも、そこでやめずに翌日からきちんと測るようにしましょう。

基礎体温を記録するときのポイント

基礎体温の記録方法には、おもに3つのやり方があります。

- **測った体温をスマートフォンのアプリに入力し、必要に応じて紙に書き写す**
- **紙の基礎体温表に手書きで記録をつける**
- **体温計がパソコンと連動していて、自動でパソコンにグラフが作成される**

基礎体温は、小数点第二位まで細かくチェックできることが重要です。その条件を満たしていれば、この3つのうちどれでもやりやすい方法を選んでよいでしょう。

紙の基礎体温表の場合、多くの方が使っているのは、体温計のメーカーが販売している基礎体温表です。こちらはドラッグストアや産婦人科、オンラインストアでも購入できます。通っている病院が指定する基礎体温表を購入するケースもあります。また、生理用品のメーカーのサイトにあるものをダウンロードして使っている方もたくさんいます。本書も、巻末に基礎体温表をつけていますので、使ってみてください。

基礎体温の数値を記録したら、つぎのようなこともメモしておきましょう。

- **生理の期間と生理の状況（経血の量や色、生理痛の有無など）**
- **不正出血やおりもの**
- **夫婦生活があった日**
- **その日の体調（風邪、発熱など）**
- **起きた時間（いつもより早く、または遅く起きた場合）**
- **寝不足の場合は睡眠時間（4時間未満は寝不足。6時間以上の睡眠が理想）**
- **服用中の薬の名前や服用期間（風邪薬、解熱剤、排卵誘発剤など）**
- **前日の飲酒の有無**

●朝起きたときに寒かった、暑かったなどのその日の状況

病院で出されるピルや薬などによっても基礎体温は大きく変わります。また、大豆イソフラボンやマカやザクロなど女性ホルモンのような作用があるといわれているサプリメントも、基礎体温に影響します。これ以外にも、薄着、計測時の寝返り、計測直前のトイレ、就寝時に使った保温器具（電気毛布、湯たんぽ、ホットカーペットなど）などが基礎体温に影響を与えることがあります。

そのほか、なにか気になることがあれば記録をしておいてください。少々面倒くさく感じるかもしれませんが、スマートフォンのアプリにはあらかじめ「風邪」や「薬」などのマークが設定されているものがありますし、紙に記録する場合でも自分で簡単なマークを決めて記録すればさほど手間にはなりません。**これらのメモがのちのちとても重要になりますので、記録を続けてみてください**。

このようにして基礎体温を継続して測っていけば、さまざまなことが読み取れるようになりますが、例外もあります。シフト制で夜勤もあるような仕事をしている方は、一定した時間に基礎体温を測ることができないため、基礎体温で体の状態を判断する

ことはかなりむずかしいです。そういった方は、4章で紹介する自分でできる養生法（体質改善法）などをおこないながら、できるだけ早く病院でホルモン数値の検査や排卵のチェックなどをしてもらうことをおすすめします。

基礎体温と月経周期はどう関係している？

月経周期を大きく分けると、**卵胞《らんぽう》期、排卵期、黄体《おうたい》期、月経期の4つ**に分かれます。

18ページで、4つのホルモンについて説明しましたが、基礎体温に直接関わる女性ホルモンは、**卵胞ホルモン（エストロゲン）と黄体ホルモン（プロゲステロン）**の2つです。これらの女性ホルモンのはたらきとともに基礎体温を4つの時期に分けるとつぎのようになります。

●卵胞期（低温期）

卵胞ホルモン（エストロゲン）が増え、受精卵のベッドとなる子宮内膜を厚くします。

「月経期」と卵胞ホルモンがはたらく「卵胞期」が基礎体温の「低温期」にあたります。

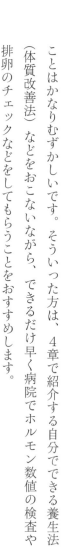

低温期の日数はあいまいで、決まっていません。病院では、10日以下だと短い、20日以上だと長いといわれることが多いようです。

●**排卵期**

つぎの「排卵期」には、卵子が卵胞から排出され、排卵が起きます。**低温期の終わりに体温が1回下がってから上昇するときに排卵が起こる**といわれています。つまり月経開始から排卵までの日数は、低温期の日数とほぼ同じということです。

基礎体温は、排卵から1～2日で0・3～0・5℃スムーズに上がるのが理想ですが、上昇に3日くらいかかる方もいます。体温が上がるのにあまりにも時間がかかる場合は、不妊症の原因が隠れている場合があるので注意が必要です。

●**黄体期（高温期）**

排卵が終わると卵胞ホルモンが減り、今度は黄体ホルモンのプロゲステロンが増え始めます。黄体ホルモンは、妊娠にそなえて子宮内膜を厚いまま維持させ、基礎体温を上げます。**この時期を「黄体期」と呼び、基礎体温では「高温期」**になります。**高**

温期は36・7℃以上あるのが理想です。

●月経期

妊娠が成立しなかった場合は、受精卵のベッドが必要なくなるため、子宮内膜がはがれて月経（生理）が起きます。月経が起きると基礎体温も下がり、低温期に入ります。**月経期は最初の1日で一気に低温期の体温まで下がるのが理想**です。生理が来たのに体温が高いまま続く場合やゆっくり下がる場合は、不妊症の原因が隠れているケースがあります。

ここで妊娠が成立した場合は、生理がないまま高温期が続きます。

基礎体温と女性ホルモンの関係

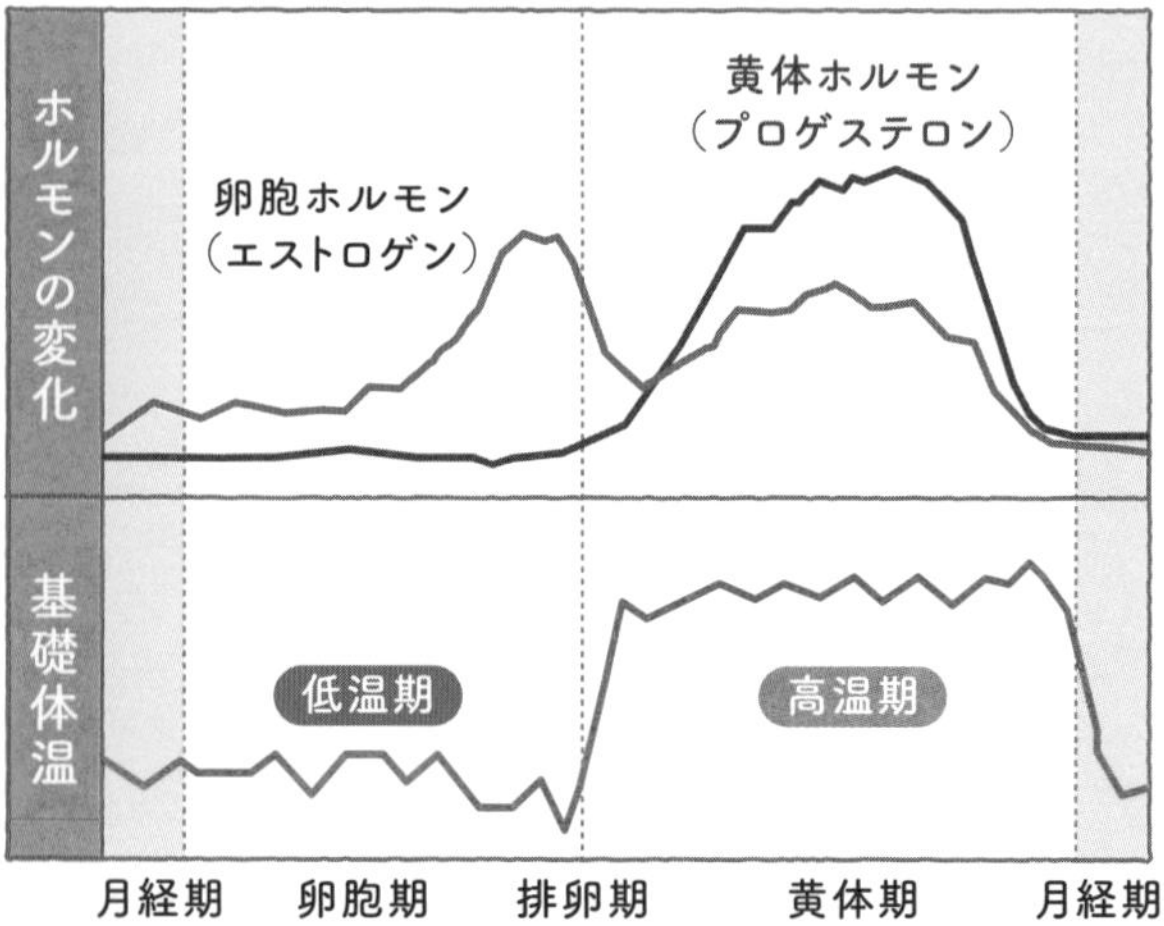

妊娠しやすい理想的な基礎体温とは？

妊娠しやすい理想的な基礎体温とは、どのような基礎体温なのでしょうか。

月経周期が**28〜30日間のあいだで低温期と高温期の二相に分かれるのが理想的な基礎体温の形**です。西洋医学的に正常な月経周期といわれているのは、25〜38日間のあいだですが、とくに短い場合や長い場合は不妊症の原因があることが多いため、ここでは28〜30日間を目安とします。

もちろん、すべてが理想的な基礎体温でないと妊娠しないわけではありません。基礎体温を読み解くにあたって、**月経周期の日数や基礎体温の状態を見るポイントがあり、それが理想形に近づいているかをチェックするのです**。

- **低温期（卵胞期）：14日前後。高温期より0・3〜0・5℃低い（高温期が36・7℃なら36・2〜36・4℃）**
- **排卵期：1〜2日間。低温期の終わりに少し下がってから0・3〜0・5℃スムー**

ズに上がる

● 高温期（黄体期）：12～14日間。
36・7℃以上（36・7～37℃が理想）

● 月経期：5～7日。月経が始まって
1日で一気に0・3～0・5℃下がる

わたしの薬局では、こうしたポイントをチェックしながら基礎体温を読み解き、その人に合った漢方治療をおこなっています。

とくに注目したいのは、高温期です。高温期は36・7℃以上あるのが望ましいですが、高ければ高いほどいいというわけでもありません。わたしの経験では、**高温期が平均して37℃以上の方**

理想的な月経周期と基礎体温

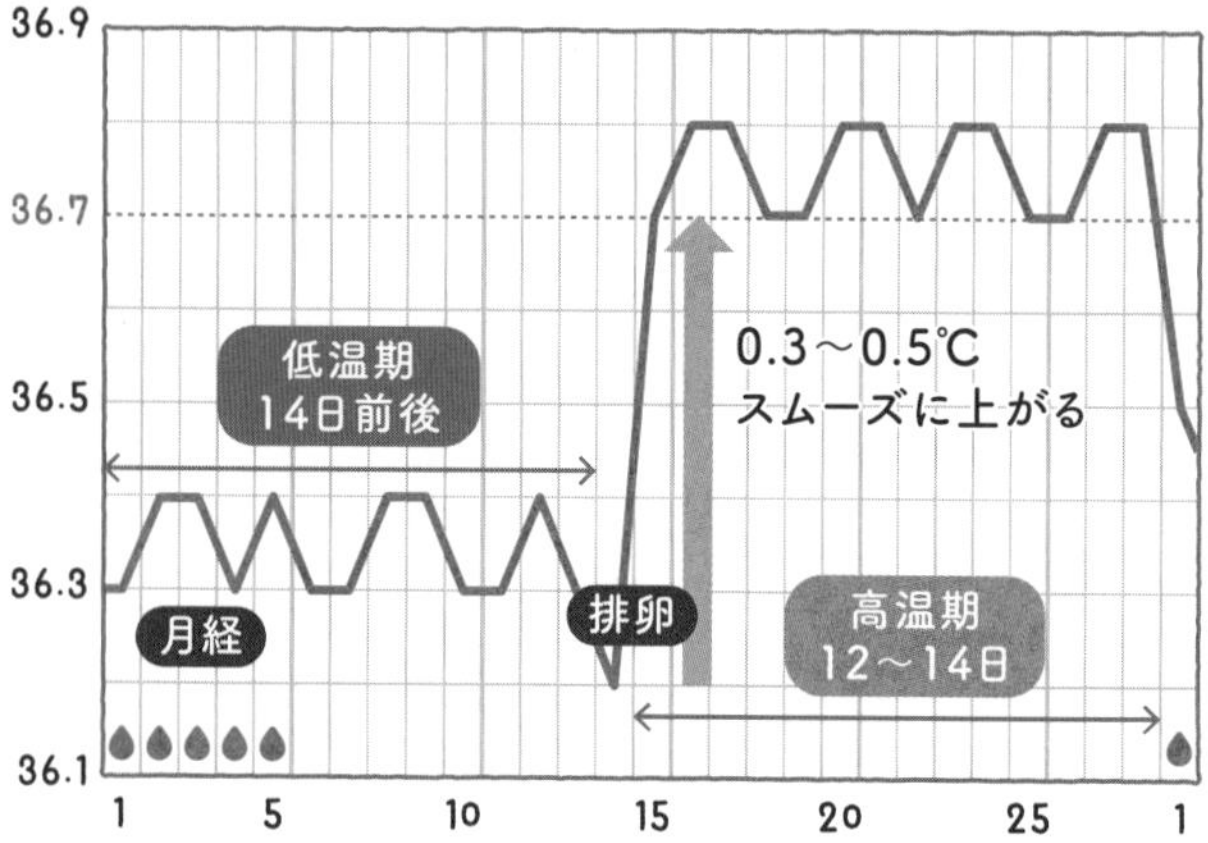

よりも、36・7〜37℃の中に入っている方のほうが妊娠しやすいです。

排卵日を知って タイミングをとる方法

みなさんご存じのように、基礎体温から排卵日を予測することもできます。基礎体温から排卵日を予測するには、卵胞ホルモン（エストロゲン）と黄体ホルモン（プロゲステロン）のはたらきを思い出してもらうとわかりやすいです。

卵子を包んでいた卵胞から卵子が排出されると、排卵後の卵胞は黄体へと変化します（↓P.20）。黄体からは黄体ホルモンが出て、子宮内膜の厚さを維持し、妊娠にそなえます。

つまり、**排卵すると黄体ホルモンが出る**のです。そして、黄体ホルモンには基礎体温を上げる（高温期をつくる）はたらきがあります。そのため、**低温期から高温期へ移行し、基礎体温が上昇していれば（基礎体温が低温期と高温期の二相になっていれば）、排卵している**と判断できます。

この移行期に基礎体温を見ると、理想的な方の場合は基礎体温が上がる前にいったん少し下がるので、それが排卵の目安になります。

基礎体温以外にも、排卵日を予測する方法はあります。排卵前になると、脳下垂体《のうかすいたい》から黄体形成ホルモン（LH）が大量に出ます。これがLHサージという現象です。排卵はこのLHサージが起きてから36時間以内に起こるといわれています。そして多くの場合、この時期に**おりもの（頸管粘液《けいかんねんえき》）がいつもよりも多く出る**ようになります。また、**頸管粘液の粘度が下がるので、おりものを指にとってみるとよく伸びるようになる**のです。

ほかにも、排卵検査薬を使って排卵日を予測することもできます。

ここでもう一度、排卵日の判断方法について整理してみましょう。

- **基礎体温が低温期から高温期に上がる前に1回下がる（下がらなくても排卵する人もいる）**
- **おりもの（頸管粘液）の量が増える**
- **おりものの粘度が下がり伸びるようになる**
- **排卵検査薬で陽性が出てから36時間以内**

これらの方法で排卵日を予測するには、過去の自分の基礎体温や体調を継続的に記録しておくことが重要です。基礎体温が下がった時期やおりものの量が増えたのがいつだったか、過去の基礎体温表でチェックしてみると、おおよその排卵日が推測できるはずです。

基礎体温から排卵日を予測してタイミングをとる場合、以前は、排卵した直後にタイミングをとると妊娠しやすいといわれていました。ところが、いまでは**排卵予定日の5日前くらいからタイミングをとったほうが妊娠にいたるケースがあり、2日前がもっとも妊娠率が高い**という研究報告が知られるようになりました。そのため、わたしの薬局に来られる方には基礎体温から予測して**排卵日の5日前くらいから数回タイミングをとる**ようにしてもらっています。

以上が自分で排卵日を予測してタイミングをとる方法ですが、もっとも確実なのは、病院で超音波検査などをして排卵日を特定する方法です。ここで書いた方法をこれまでに何度も試しているのに妊娠しない人は、一度病院で検査を受けることをおすすめします。

基礎体温から妊娠したかどうかを判断する方法

妊娠したかどうか確認するときも、先ほど説明した黄体ホルモンのはたらきを思い出すとわかります。黄体ホルモンには、妊娠にそなえて子宮内膜を厚いまま保つはたらきと、基礎体温を上げて高温期をつくるはたらきがあります。

受精卵が子宮内膜に着床すると、それがシグナルとなって黄体ホルモンの分泌が維持されます。つまり、**妊娠すると高温期が維持される（基礎体温が高いまま続く）**のです。

高温期がいつもより数日続く程度なら、子宮内膜症や病院でのホルモン補充療法の影響、化学流産（尿や血液を使った検査で妊娠反応が出たものの、超音波では妊娠が確認できないごく初期の流産）などでも起こります。

目安として、**いつもより高温期が1週間くらい長く続いたら、妊娠はほぼ間違いない**といえます。妊娠検査薬で確認してみてもよいでしょう。妊娠検査薬で陽性が出て、妊娠5週に相当する時期になったら産婦人科で検査を受けてください。

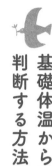

妊娠しにくい基礎体温の特徴とは？

基礎体温を細かく見る際に重要なポイントとなるのが、基礎体温の**低温期、低温期から高温期への移行期（排卵期）、高温期、月経期のそれぞれの長さ・短さ、高さ・低さ、グラフの形**などです。

つぎのような人は妊娠しにくい傾向があります。

- **低温期が理想的な基礎体温よりも低い、長い、短い**
- **高温期が理想的な基礎体温よりも低い、短い、形が理想的ではない**

とくに、高温期の部分が不妊体質かどうかを見分けやすいポイントです。**高温期の長さ、体温の高さ、途中で下がるか、下がるならその下がり具合をチェックしてみてください**。

まず、**高温期の平均の基礎体温が36・7℃より低い**と妊娠しづらいことが多く、低ければ低いほど妊娠しにくい傾向があります。わたしの長年の経験では、高温期の平均が36・5℃以下の方は、かなり妊娠しづらいです。そのため、高温期の平均体温が36・7℃を下回る方には、高温期の基礎体温を上げることを意識して漢方治療をおこないます。

また、**高温期の期間が11日以下と短い**場合も妊娠しづらい体質であることが多いです。こちらも、短ければ短いほど妊娠しにくいです。

もう1つ、**高温期の平均体温は正常でも、ときどき36・7℃よりも下がる人も注意が必要**です。このような場合、下がる回数が1回よりも2回、2回よりも3回と回数が増えるほうが妊娠しにくいです。また、1回だけ下がる人でも、下がったときの体温が36・6℃の人と36・4℃の人では、より低い36・4℃の人のほうが妊娠しづらいです。

妊娠しにくい体質であったとしても、漢方的アプローチで妊娠しやすい体質に変えていくことは可能です。くわしくは、50ページから紹介する妊娠しにくい基礎体温のタイプ別の原因と改善法を読んでみてください。

妊娠しにくい基礎体温のタイプ別の原因と改善法

妊娠しにくい基礎体温の形とは、どんなものなのでしょうか。**不妊の原因がさまざまにあるように、妊娠しにくい基礎体温の形も多岐にわたります**。

たとえば、低温期が短い場合と、高温期が短い場合ではその原因はまったく異なります。低温期が正常より短い場合は、漢方的には腎虚《じんきょ》（老化）、気虚《ききょ》（体力が弱く疲れやすい）や熱証《ねっしょう》（暑がり、興奮しやすい）がおもな原因になります。いっぽう、高温期が正常より短い場合は血虚《けっきょ》（女性ホルモン不足や貧血）や腎虚、気虚が原因の可能性が高いです。原因が異なれば、当然、改善法も異なります。

ここでは、妊娠しにくい基礎体温の代表的な12のタイプを紹介します。ただし、基礎体温にはあらわれない原因が隠れている場合もありますので、基礎体温が理想的なのに妊娠しない人は、63ページ以降を読んでみてください。

なお、基礎体温計で測ると体温が0・01℃単位で表示されますが、ここではおおまかな形をあらわすために0・1℃単位で基礎体温のグラフを表示しています。

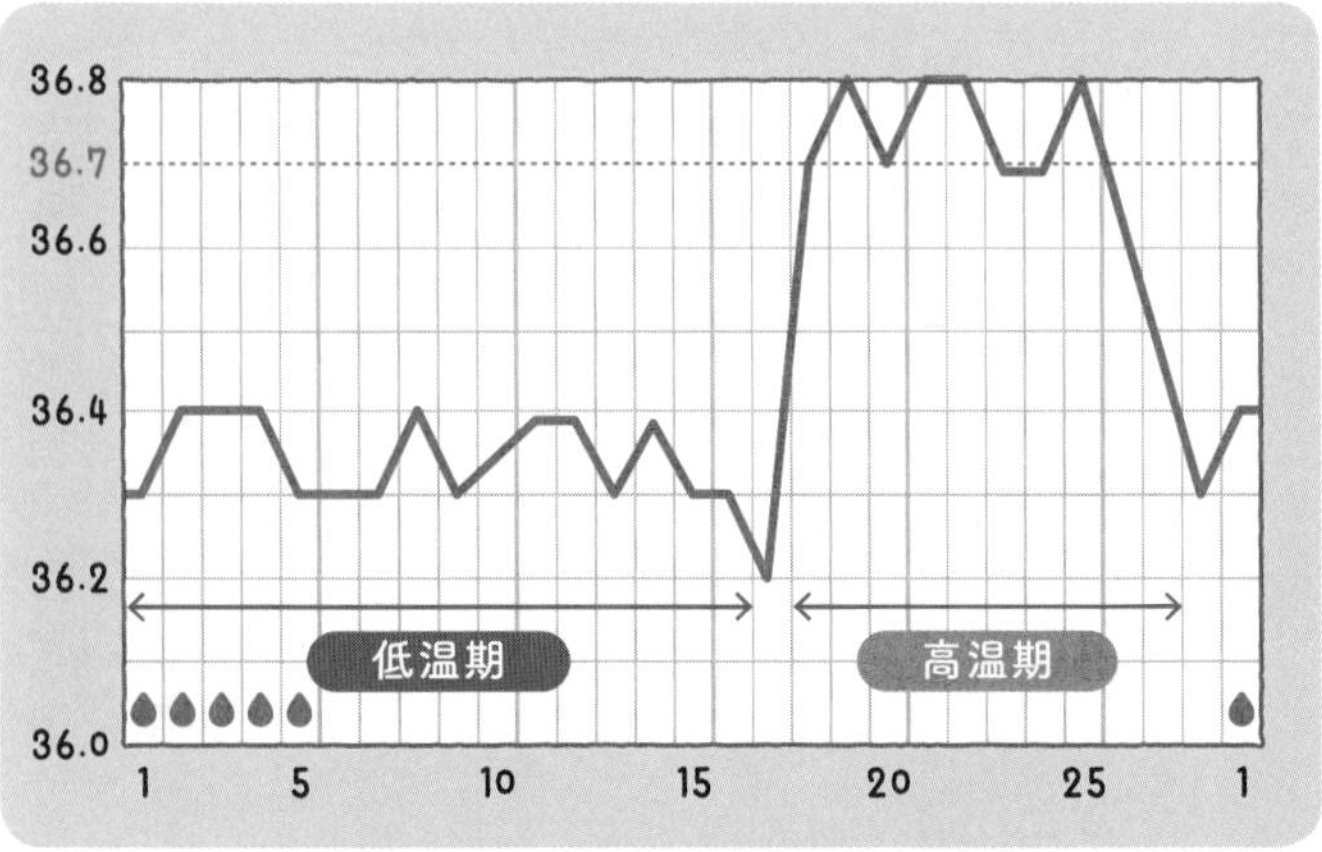

❶低温期が長い

不妊症の方に多い基礎体温のパターンです。卵子の発育・成熟が悪いために排卵が遅れ、その結果、黄体ホルモンの分泌も悪くなり、このような基礎体温になるのです。

漢方理論で考えると**血虚**、軽度の**腎虚**もしくは**瘀血**《おけつ》などによっても生じることがあります。漢方で改善するための基本的な考えは、血虚に対しては補血剤、腎虚に対しては補腎剤、瘀血に対しては駆瘀血剤《くおけつざい》（瘀血を改善する漢方薬）を用い、それぞれの体質に合わせた養生法（４章参照）を実践することです。

西洋医学的には多嚢胞性《たのうほうせい》卵巣症候群（ＰＣＯＳ）、甲状腺《こうじょうせん》機能低下症、高プロラクチン血症、黄体機能不全などの診断が出る可能性があります。

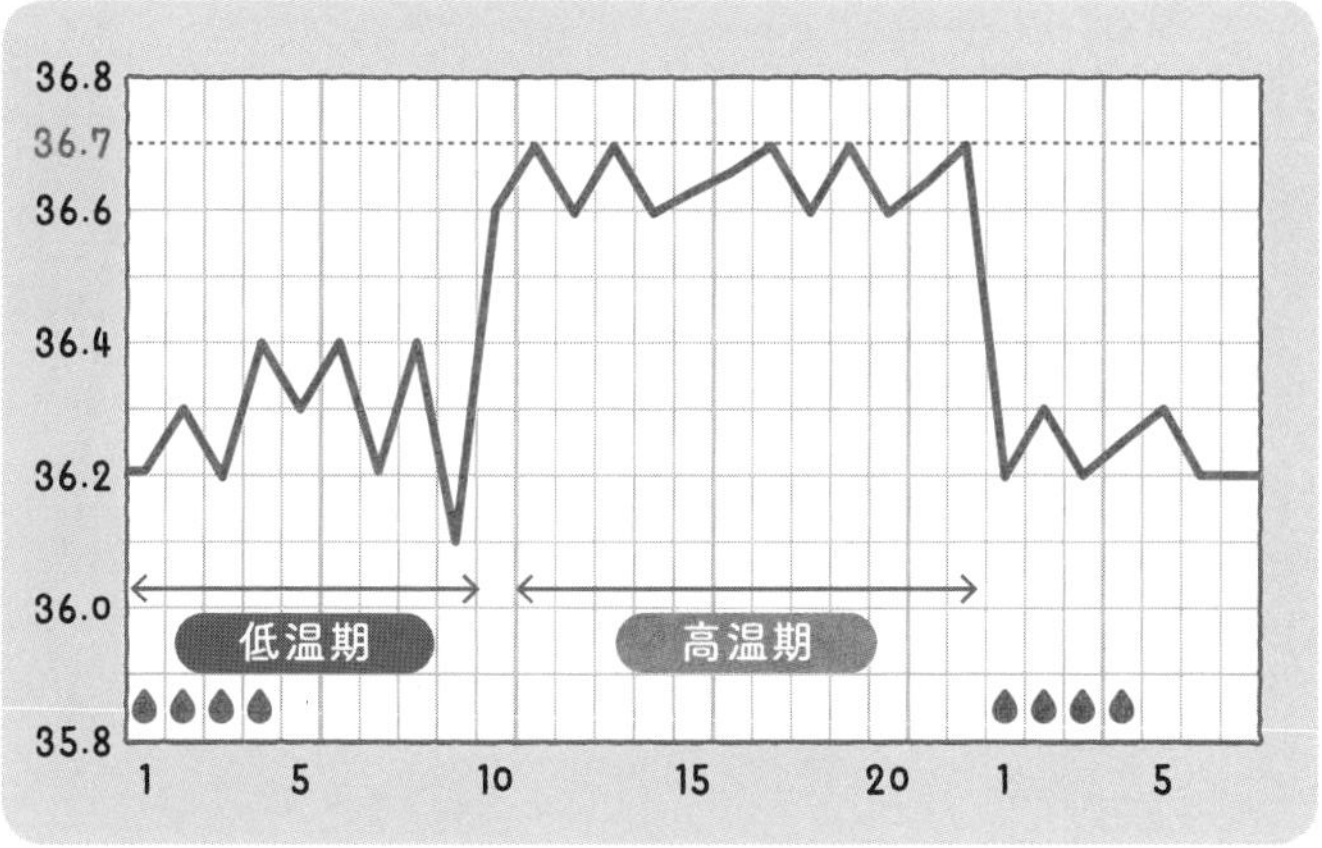

❷低温期が短い

不妊症になりやすいタイプの1つです。このタイプは、気虚（疲れやすい体質）の人に起こりやすいといわれていますが、わたしの経験からいえば、加齢（老化）にともなって卵巣機能が衰えていく過程で起こることが多いです。

卵巣の機能が低下してエストロゲンの分泌が減少すると脳からの卵胞刺激ホルモン（FSH）の分泌が高まり、その結果として卵胞が早く育って排卵が早まり、低温期が短くなるのです。

漢方的にはこの状態を軽度の**腎虚**（加齢にともなう血虚）と考え治療をおこないます。腎虚に対しては補腎剤を用い、腎虚の体質に応じた養生法（→P.123）を実践することが大事です。

西洋医学的には、卵胞期短縮症が考えられます。

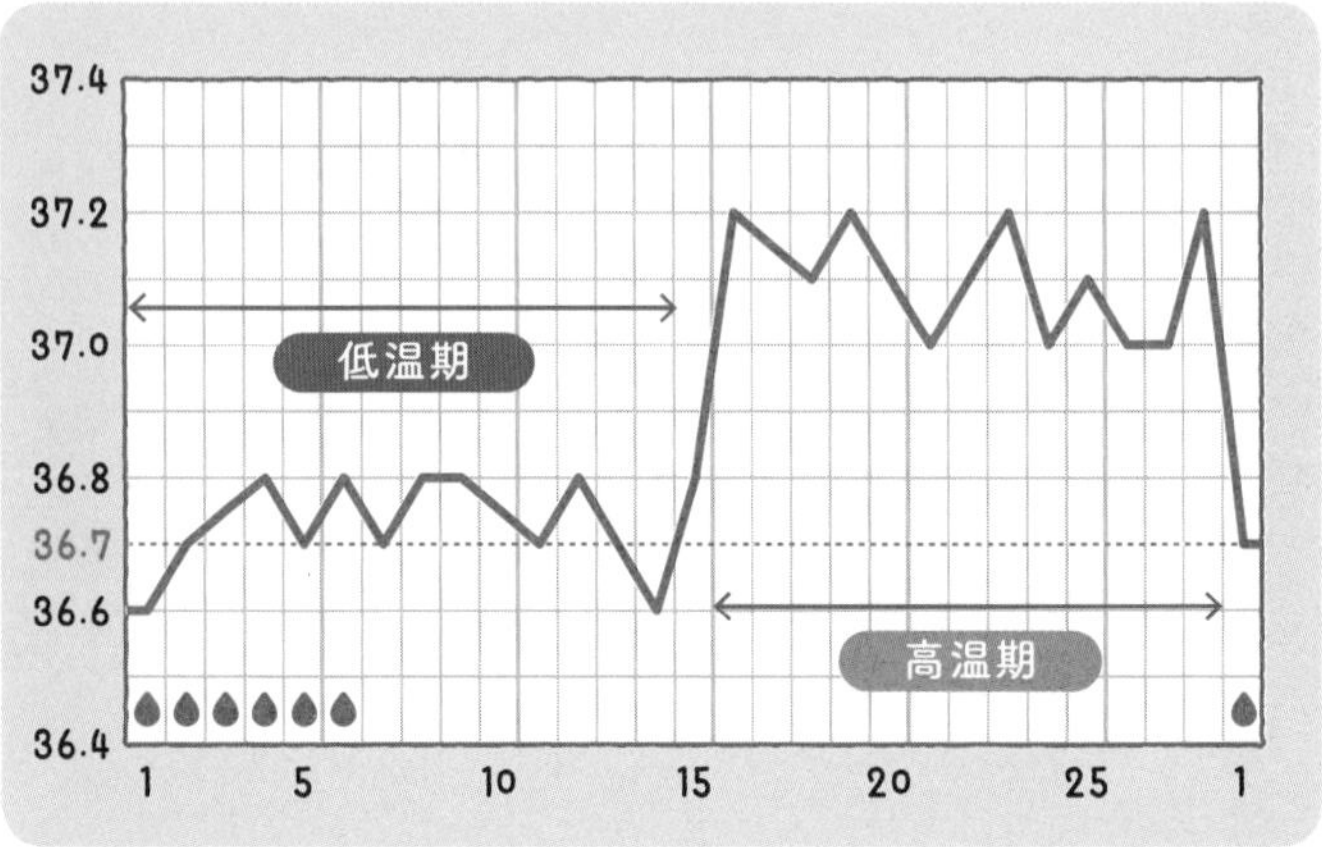

❸低温期の基礎体温が高い

もともと平熱が高い人やホルモン補充療法を長期間続けているために基礎体温が高い人もいるので、不妊症の体質ではないケースもあります。

西洋医学的に病名がつかなくても、人によっては漢方的な不妊症の原因が隠れていることもあります。その原因は**瘀血**または**熱証**です。

漢方で瘀血を改善するためには駆瘀血剤を用い、瘀血の体質に応じた養生法（↓P.１２４）を実践することが大事です。ケースは多くはありませんが、熱証の場合は体を冷やす漢方薬を用い、熱証の養生法（↓P.１２５）をおこないます。

西洋医学的には、甲状腺機能亢進症《こうしんしょう》（バセドウ病）、子宮内膜症、多嚢胞性卵巣症候群（ＰＣＯＳ）などの病気の方に多い基礎体温です。

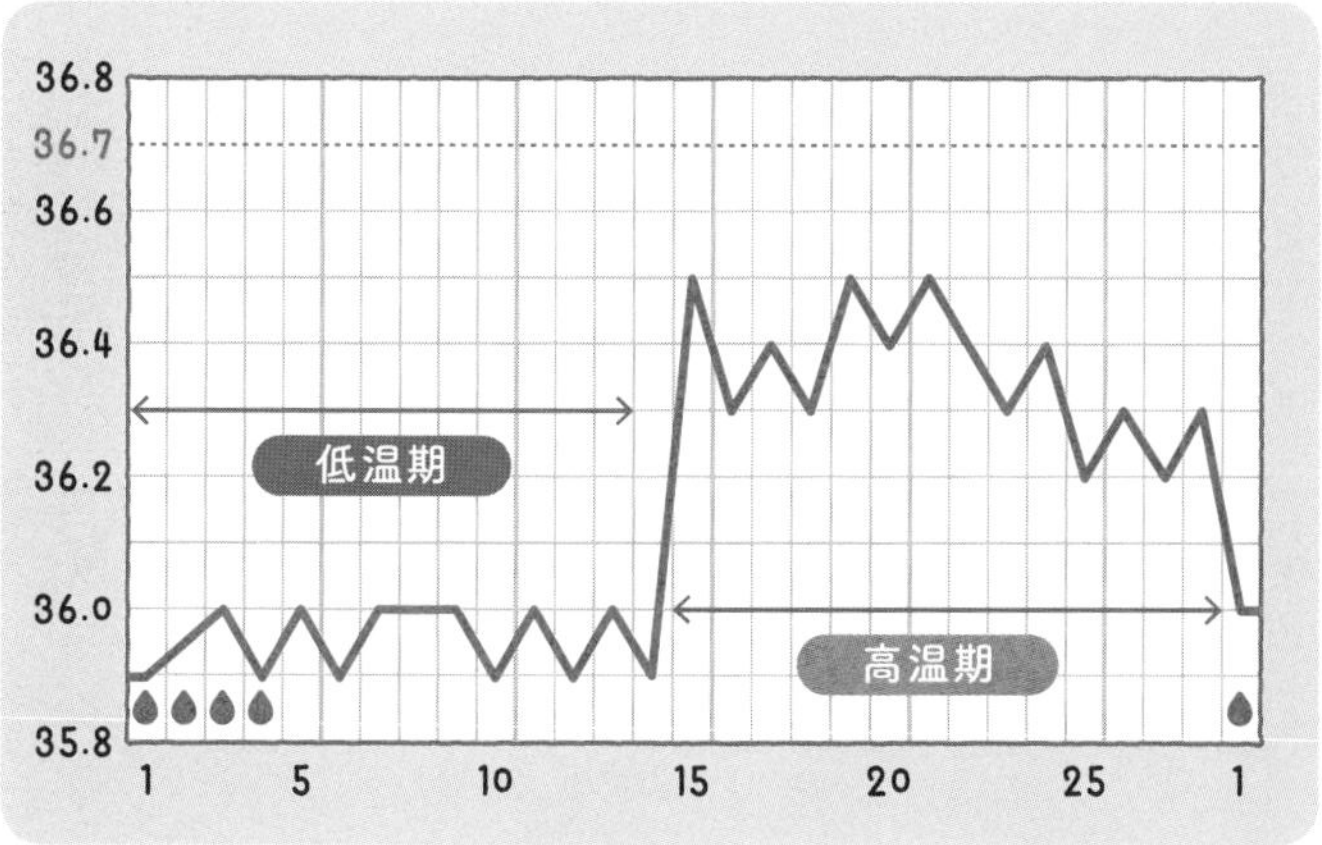

❹低温期の基礎体温が低い（35℃台の低体温）

低温期の基礎体温が理想的なものに比べて低い場合、とくに基礎体温の低温期が35℃台になってしまうときは、不妊の体質をもっている場合が多いです。

西洋医学的に病名がつかなくても基礎体温の低温期が36℃を切る方は多くいます。そういう方は漢方理論で考えると**腎虚**や**血虚**、**気虚（胃腸のはたらきが悪い）**である場合が多いです。

漢方で改善するための基本的な考えは、腎虚に対しては補腎剤、血虚に対しては補血剤、気虚に対しては補気剤を用い、それぞれの体質に合わせた養生法（4章参照）を実践することです。

西洋医学的には、甲状腺機能低下症と診断された方に多い基礎体温です。

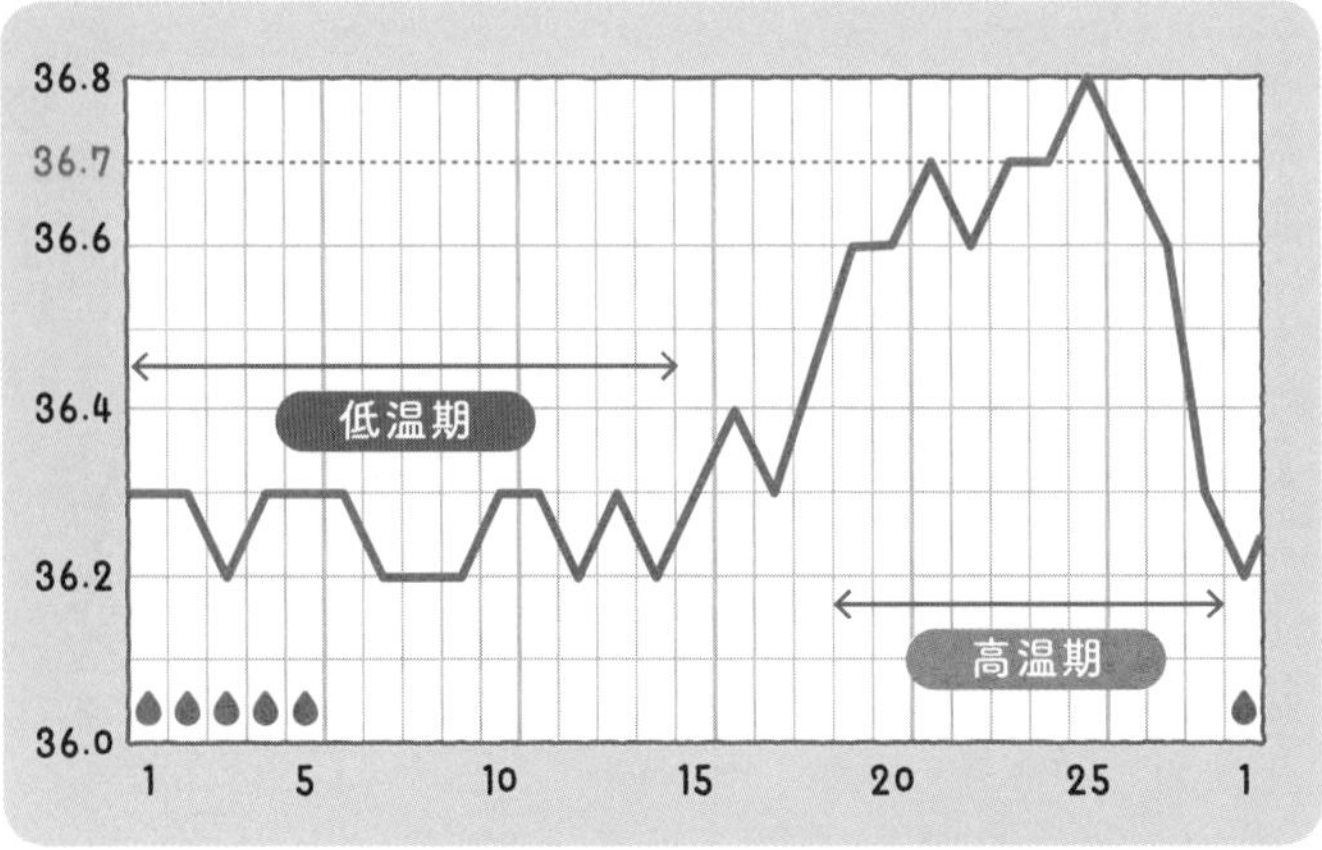

❺低温期から高温期に徐々に基礎体温が上がる

このタイプの方も、不妊症では比較的多く見られます。

漢方的には**血虚や瘀血もしくは気滞《きたい》（肝気鬱《かんきうつ》結《けつ》）と瘀血が合わさった状態**と考えます。

漢方で改善するための基本的な考えは、血虚に対しては補血剤、瘀血に対しては駆瘀血剤、気滞（肝気鬱結）に対しては気剤（気のめぐりをよくする漢方薬）を用いながら、それぞれの体質に合わせた養生法（4章参照）を実践することです。

西洋医学的には黄体機能不全、卵管閉塞《へいそく》、高プロラクチン血症などの診断がついた方に多い基礎体温です。

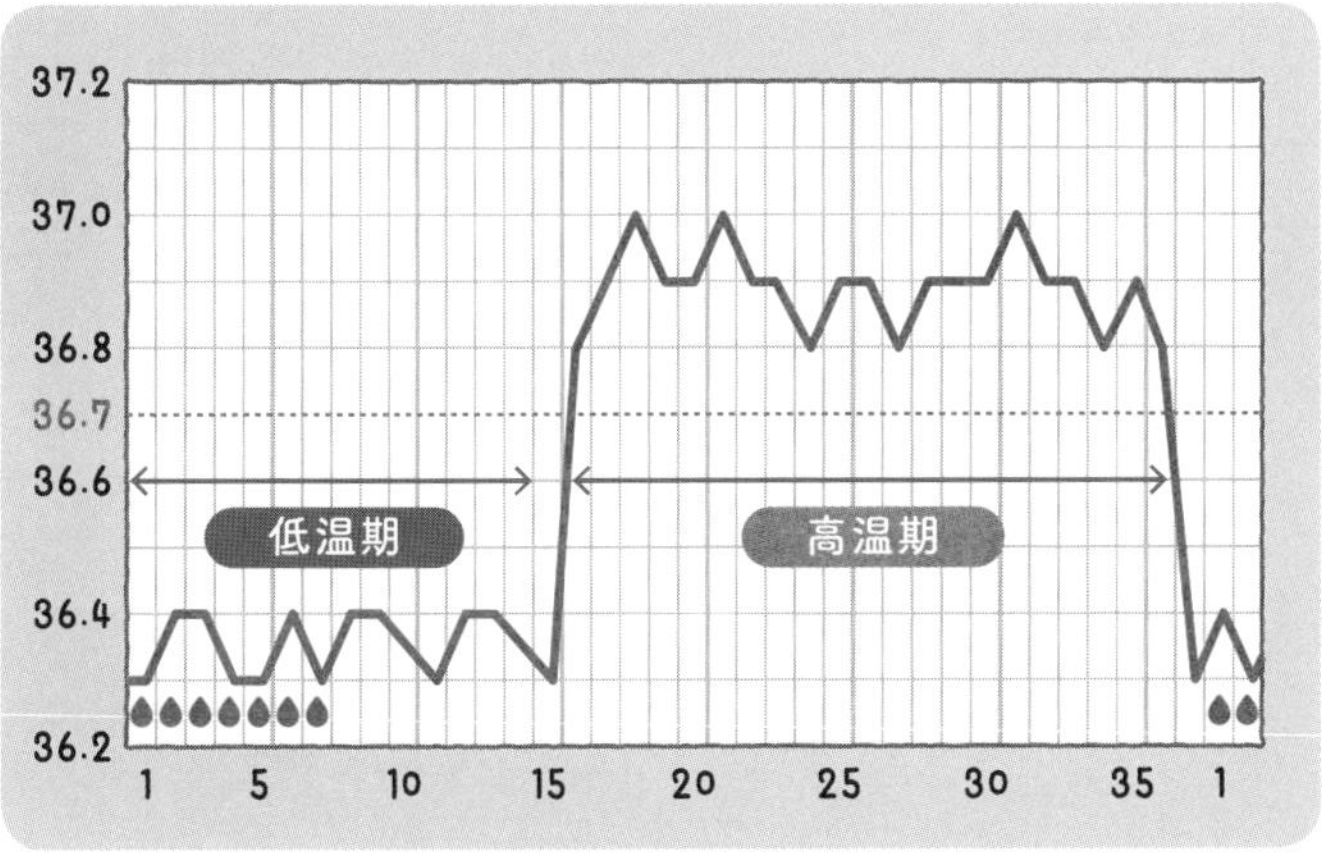

❻高温期が長い

不妊治療でホルモン補充療法を長時間継続しているとこのように高温期が長く続くグラフになることが多いです。

そのような場合には、基礎体温の形は理想的ではなくても、実際には不妊症ではないことが多いです。

漢方的にみても問題ない場合が多いのですが、なにも心あたりがないのに長年妊娠できていないという人には、漢方的な**熱証**や**瘀血**の体質がある場合もあります。

一度、漢方薬局で不妊について相談してみるのもよいでしょう。

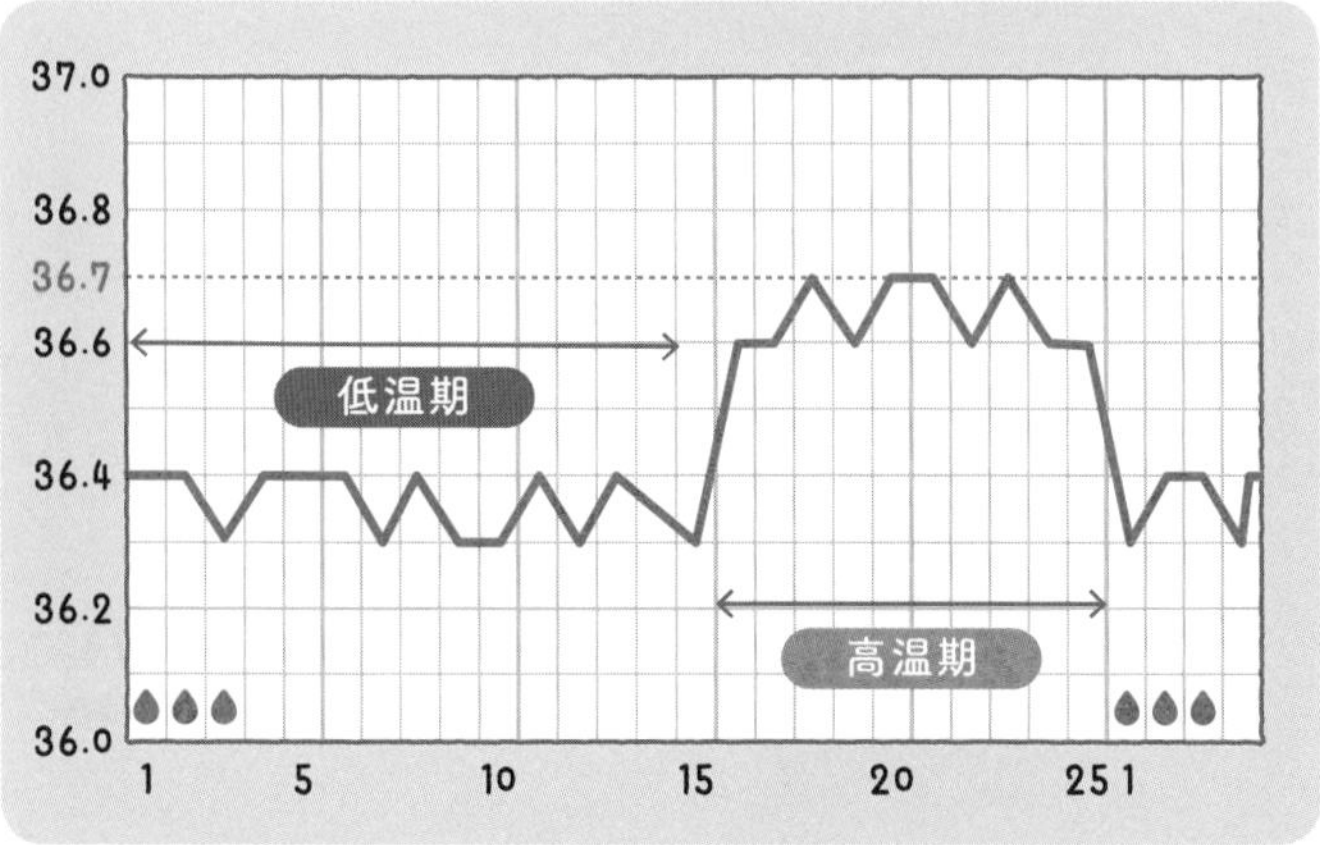

❼高温期が短い

このタイプは、漢方的には血虚や気虚、腎虚の状態と考えられます。

漢方で改善するためには、腎虚に対しては補腎剤、血虚に対しては補血剤、気虚に対しては補気剤を用い、それぞれの体質に合わせた養生法（4章参照）を実践することです。

このタイプは、黄体機能のはたらきが低下している場合が多いです。そのため黄体機能不全と診断されることが多いと考えられますが、黄体機能不全と間違う黄体化未破裂卵胞（ＬＵＦ）などもあるので注意が必要です。黄体化未破裂卵胞（ＬＵＦ）の治療は病院でないとできません。こういう基礎体温が続いていて、現在、病院に通っていない方は、早めに病院で検査を受けましょう。

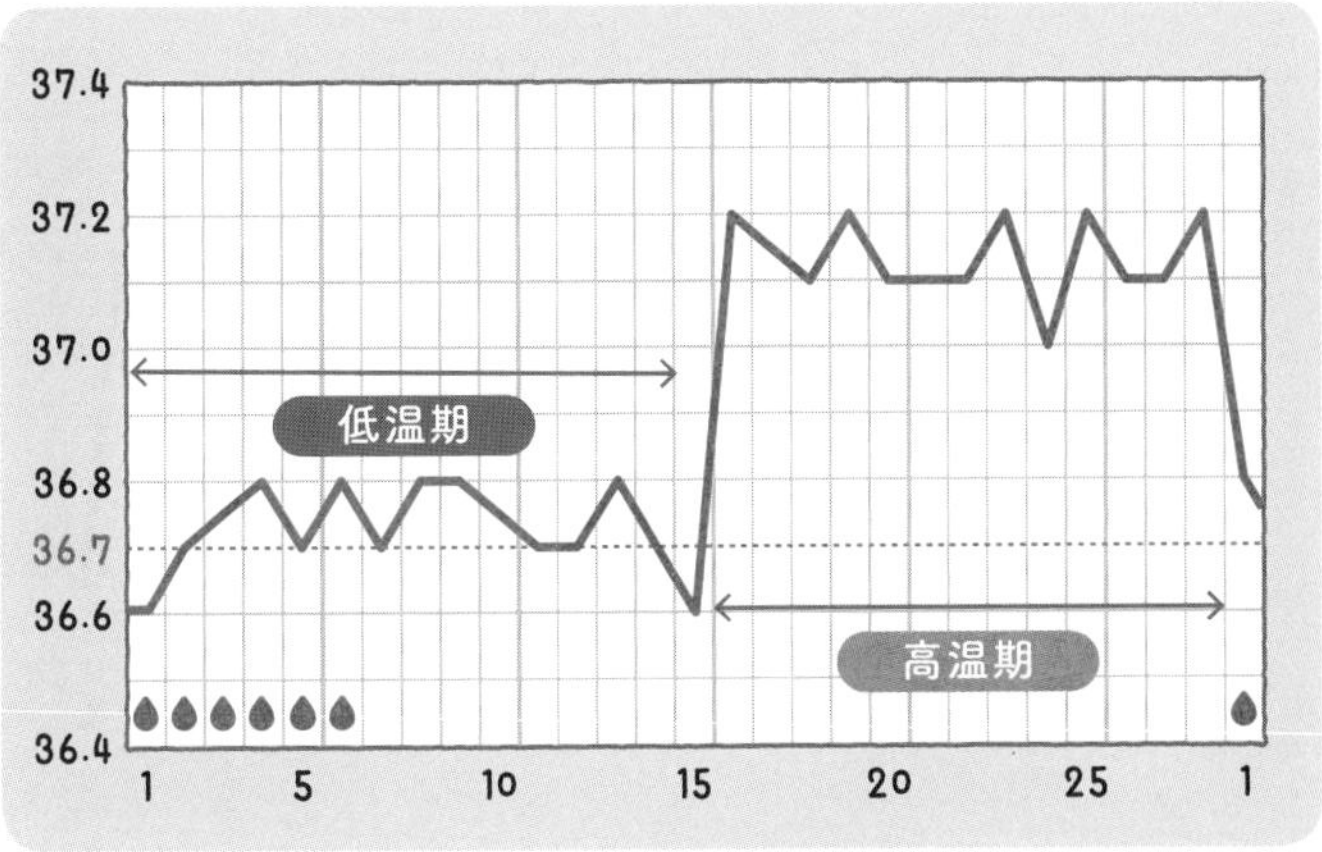

❽高温期の基礎体温が高い

高温期が37℃を超える、あるいは低温期と高温期の温度差が0・6℃以上あるタイプです。

このタイプは不妊症でない場合も多いのですが、甲状腺機能亢進症（バセドウ病）の方でもこのような状態になることがあります。

病気以外の原因としては、不妊治療でホルモン補充療法を継続しているとこのような基礎体温になることが多いです。

このタイプの基礎体温になる方で、病院でのホルモン補充をおこなっておらず、甲状腺機能亢進症（バセドウ病）でもないのになかなか妊娠しない方は、漢方的な**熱証**や**瘀血**の体質をもっている場合もあります。一度、漢方薬局で相談してみるのもよいでしょう。

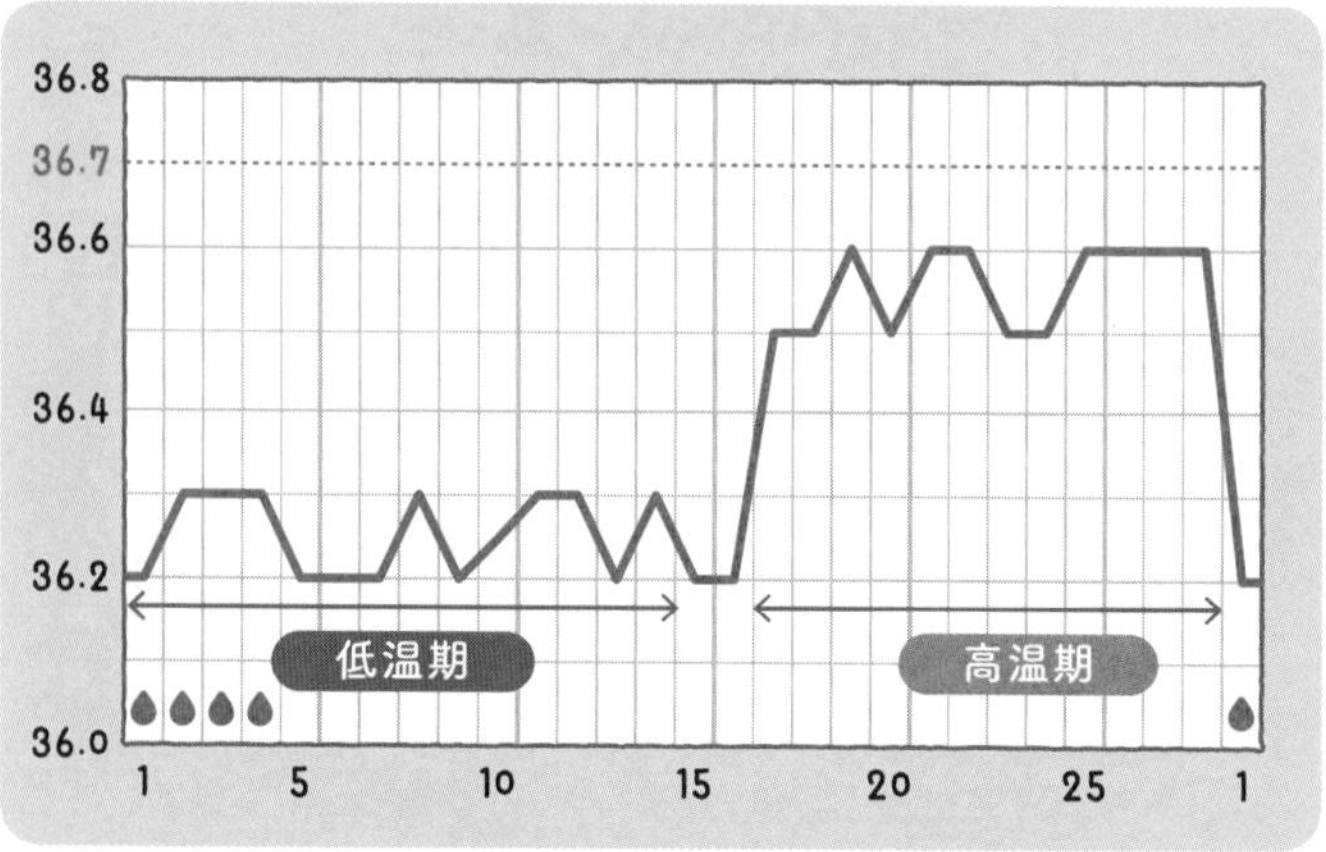

❾高温期の基礎体温が低い

高温期の基礎体温が低い場合、具体的には36・7℃を下回る場合は、不妊の体質をもっていることが多いです。

漢方理論的には**血虚**もしくは**腎虚**、**気虚**などが原因と考えられます。

これらを漢方で改善するための基本的な考えは、腎虚に対しては補腎剤、血虚に対しては補血剤、気虚に対しては補気剤を用いながら、それぞれの体質に合わせた養生法（4章参照）を実践することです。

西洋医学的には黄体機能不全の方に多い基礎体温ですが、甲状腺機能低下症（橋本病）の方も高温期の基礎体温が低くなります。

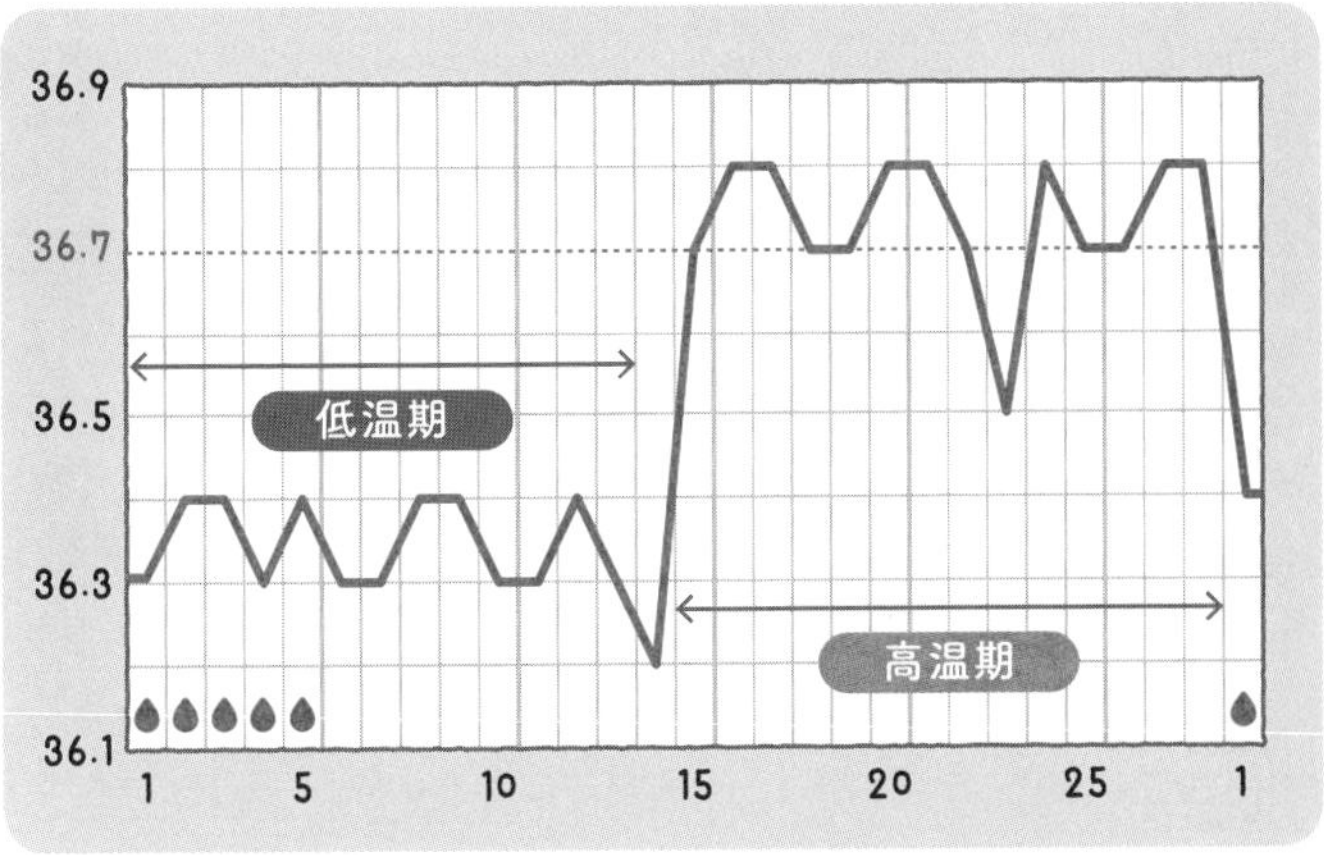

⑩高温期の途中でガクッと基礎体温が下がる

高温期の途中で基礎体温が下がるタイプです。

この状態を**インプランテーションディップ**といって欧米では妊娠兆候と解釈する考え方もあるようですが、わたしは長年の臨床経験からその確率は非常に低いと考えています。むしろ、このタイプの人は不妊の体質であることが多いのです。

漢方的には**血虚**もしくは**腎虚**、**気虚**などが考えられます。腎虚に対しては補腎剤、血虚に対しては補血剤、気虚に対しては補気剤と、それぞれの体質に合わせた養生法（4章参照）を実践します。

西洋医学的には、黄体機能不全と診断された方に多い基礎体温です。

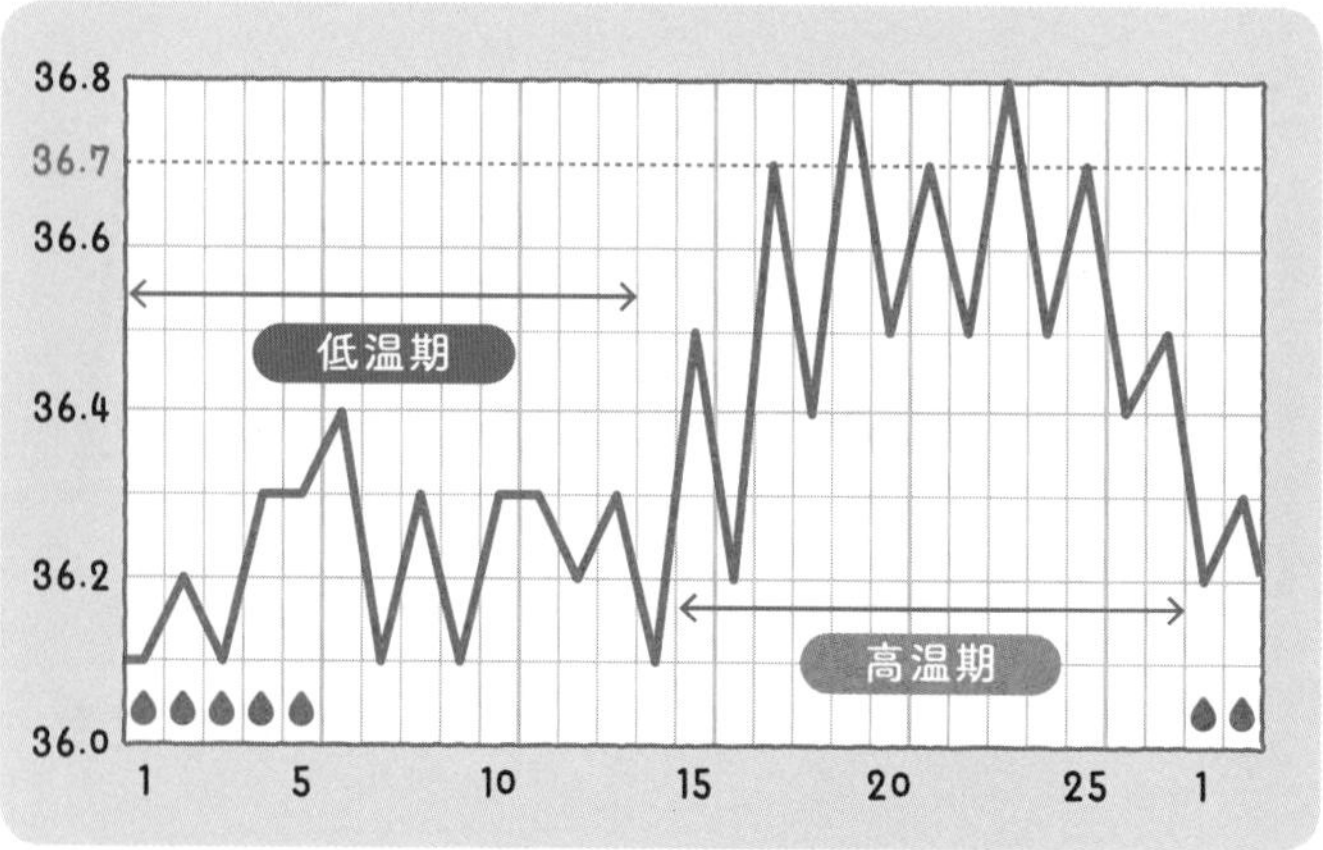

⑪基礎体温が上下してギザギザになる

このタイプは、強いストレスがあり、自律神経や情緒に乱れのある方が多いです。

漢方理論的には**気滞（肝気鬱結）**の状態と考えます。漢方で改善するための基本的な考えは、気滞（肝気鬱結）に対して気剤を用いながら、気滞（肝気鬱結）の体質に合わせた養生法（→P.123）を実践することです。

また、基礎体温計が電池切れを起こす直前や、朝起きる時間がバラバラになった周期にこのような基礎体温になることもありますので、ご注意ください。

西洋医学的には月経前症候群（PMS）や自律神経失調症、高プロラクチン血症などの診断がついた方に多い基礎体温です。

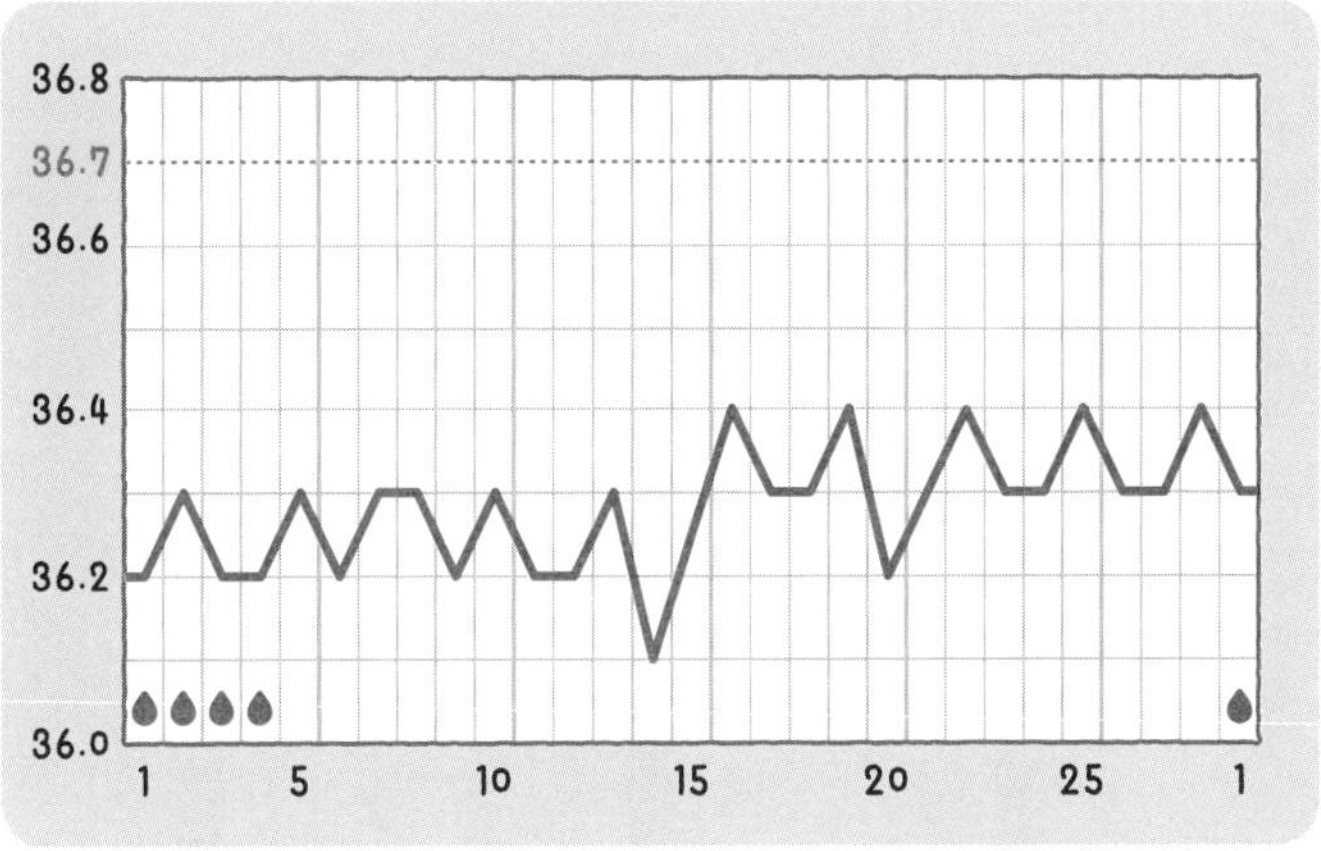

⑫二相に分かれず高温期がない（無排卵）

基礎体温のグラフが低温期と高温期の二相に分かれないタイプは、**月経（生理）が定期的にあるのに排卵していない無排卵であることが多く、不妊症としては重度なケース**です。

生理が定期的に来ているため、自分では排卵していないことに気づきません。「そろそろ妊娠を」と考えたころに、病院に行ったり基礎体温をつけたりしてみてはじめて、自分が無排卵だと気づくわけです。いつから無排卵になったのか本人もわからず非常にあせりますし、なにが原因でこれが起こったのかもはっきりしません。

病気の軽重は経過した年数に比例する部分もあるので、いつからこの状態になったのかわからないと、病気がどのくらい根深いものかもわかりにくいのです。そのため、妊娠をしたいと思ったら、まず基礎体温をつけてみることが重要なのです。

このタイプは、漢方的には**重度の瘀血**、**重度の血虚**、**腎虚**、**重度の気滞（肝気鬱結）**などが関係している場合が多いです。

西洋医学的には、重度の多嚢胞性卵巣症候群（ＰＣＯＳ）、卵巣機能不全、早発閉経（↓P.177）などの方が多いです。卵巣機能不全はなんらかの原因で卵巣機能が低下して排卵障害を起こしている状態です。**卵巣機能不全や早発閉経の人は、かなり厳しい状況です。病院の治療と漢方の治療を併用することが望ましい**です。

なお、⑫の基礎体温と同じ形で3か月以上生理が来ない場合を無月経といい、1年以上生理が来ない場合は閉経と考えます。無月経の原因は⑫と重なることが多いですが、状況としては⑫と同様かそれ以上に厳しいです。

そのため、**無月経や閉経状態の人は病院の治療と漢方の治療を併用することが基本**です。とくに閉経状態の方は病院選びも漢方薬局選びもとても重要です。できるだけ、実績があって専門性の高いところを選んでください。

以上が代表的な12種類のタイプですが、実際にはこれらのタイプより体温が低い・高い、あるいは低温期や高温期が短い・長い場合など、基礎体温の形のバリエーションは多岐にわたります。わたしの漢方薬局ハーブスのホームページや公式ＬＩＮＥではほかのバリエーションも紹介していますので、気になる方は見てみてください。

基礎体温ではわからない注意すべき婦人科系の病気

基礎体温はさまざまな不妊原因を知るための指標となるものですが、万能ではありません。とくにつぎの婦人科系の病気は、残念ながら基礎体温ではわかりません。

- **子宮頸がん**
- **子宮体がん**
- **子宮筋腫**
- **子宮内膜ポリープ**
- **不育症**

これらの中には自覚症状がまったくないものもありますが、不正出血や過多月経などの自覚症状があればすぐに検査していただきたいものもあります。また、**病気やその状態によっては、不妊治療をする前に手術をする必要が出てくる**ものもあります。

とくに、**子宮がん（子宮頸《けい》がん、子宮体がん）**は、それ自身が不妊症の原因になるわけではありませんが、命にも関わる病気であり、**がん治療の結果、子宮を全摘出しなければならなくなる**ことがあります。また**抗がん剤を使用すると、当分の間、不妊治療は中止しなければならなくなる**のです。そうなると、高齢の方の場合、結果として妊娠は望めなくなってしまう可能性が高くなります。

しかし、早めにわかれば、部分切除やホルモン剤の使用によって不妊治療が可能になることもあります。そのため、早期発見がとても重要です。

● 子宮頸がん

子宮頸がんは、子宮の入り口付近に発生することが多いため、検査がしやすく、発見されやすいがんです。早期に発見すれば比較的治療がしやすく予後のよいがんですが、**進行すると治療がむずかしいことから、とくに早期発見が重要**です。

いままで検診を受けたことがない方は検診を受け、その後も必ず2年に1度は検査を受けるようにしてください。

●子宮体がん

子宮体がんは通常よりも子宮内膜が厚くなるため、超音波検査（エコー）である程度の推測ができます。超音波検査で子宮体がんの可能性があるとわかった場合は、さらに細胞診や子宮内膜全面掻爬《そうは》による病理検査をおこないます。これらの検査を受けて問題がなかったなら、ひとまず心配することはありません。

●子宮筋腫

子宮筋腫（↓P.182）は良性腫瘍《しゅよう》で命に関わるものではありませんが、できる場所や大きさによって不妊症の大きな原因になることがあります。なかでも粘膜下《ねんまくか》筋腫（子宮内部）や筋層内筋腫（子宮壁の筋肉の中）は不妊症の原因となります。

子宮体がんや子宮筋腫は超音波検査で調べることができますが、病院で超音波検査を受けたことがない方も多いです。本当は定期的に病院に行くのが一番なのですが、はずかしさもあり、病院に行きたくないという方も少なくないようです。

そういう方は、とくに**「これがあったらすぐに病院に行ったほうがいいという体のシグナル」**があるので、覚えておいてください。それは「いつもと違う出血」です。**いつもと違う生理でない時期の出血（不正出血）**または**いつもよりも極端に多い経血量（過多月経）**は、子宮筋腫と子宮体がんに共通する重要な症状です。

子宮内膜症や更年期障害でも同様の症状が出ることはあります。これらの症状があったらできるだけ早く、病院で検査を受けることをおすすめします。

●子宮内膜ポリープ

そのほか、子宮内膜ポリープも基礎体温に投影されません。子宮内膜ポリープは人によっては**出血量の増加や不正出血**を引き起こすこともありますが、わたしの薬局に来られている子宮内膜ポリープをもっている方の多くは無症状です。

子宮内膜ポリープは超音波検査でも発見されることがありますが、子宮内をカメラでチェックする子宮鏡検査を受けたほうが確実です。子宮内膜ポリープもできる部位によっては不妊の原因となりますし、悪性腫瘍が隠れているケースもあるのでチェックしておくことをおすすめします。

●不育症

不育症（↓P.186）は2回以上の流産や死産をくり返すことをいいますが、40歳を超えて1回でも流産をしたら不育症の検査を受けてもよいと思います。不育症の原因はさまざまあり、すべてがわかっているわけではありませんが、おもなものは血液検査で調べることができます。そして、原因がわかれば事前に対策できるものもあります。40代の方は妊娠しにくくなっていますから、1回の妊娠を大切にして出産まで継続させるために、あらかじめ不育症の対策をしておくとよいでしょう。

以上が、基礎体温からはわからない、不妊症に関わる婦人科疾患です。自分がこういった原因をもっていないか、あらかじめ病院で検査を受けておくことが大切です。

14年の不妊治療の末、44歳で我が子に会えました！

40代・治療歴14年

27歳で結婚し、結婚3年目から不妊治療を開始。県内の病院に数年通院し、検査では夫婦ともに問題なく、人工授精を3～4回しました。

その後、別のクリニックに6～7年通院し、人工授精を4～5回、体外受精は10回やりました。高刺激のホルモン補充や顕微授精もおこない、4～5個できた受精卵の1つで新鮮胚移植しても失敗。凍結胚でも流産するなど、成功しませんでした。それから体外受精を5回くり返すも胚盤胞まで育たず、自然周期も試しましたが、卵が採れませんでした。

つぎに、体の負担が少ない治療をするクリニックに転院しましたが、採卵しても変性卵が多く、胚盤胞手前まで育っても移植できず、一度だけ2～3日目の胚を移植してみましたが成功しませんでした。

ところが、仕事をやめた翌年に43歳で妊娠、44歳で出産することができました。治療に専念し、谷先生に親切にしていただき、趣味を楽しめたことで、心が楽になったからかもしれません。わが子に会えて本当に感謝です。ありがとうございました！

漢方治療について

この方は他県からいらしていたのですが、のんびり話をするように相談をしていました。治療は正直完璧ではありませんでしたが、少しでもよくなる漢方薬をずっと探り続けました。

もうダメかなと思いましたが、妊娠できてよかったです。このケースは転院先の病院の力も大きかったように思います。また、この方にとって、私の相談はメンタル的にもよかったのだと思います。

用いた漢方薬

状態に合わせて2年間毎回処方を変え、更年期障害を抑える漢方や補腎の漢方など、さまざまなものを使いました。

第3章

漢方体質を知って妊娠力を高める

体をまるごと整える漢方医学

この章では、ご自身の漢方的な体質を知り、体質に合った改善法を実践していただくために、**漢方的な体質（タイプ）と基礎体温の関係**についてお話ししていきます。

まずはその前に、漢方の基本的な考え方を知っておきましょう。

いまから約２０００年前に書かれた『黄帝内経《こうていだいけい》』という書物の中に「未病《みびょう》を治す」という考え方が記されています。「未病を治す」とは、**病気になる前の段階で対処することで病気にならないようにする**という考え方で、西洋医学においては現代になってから提唱されるようになった「予防医学」の先駆けともいえるものです。

つまり漢方医学では、そういった病名がつくほどではない不調（症状）をみつけて治すことができる理論やノウハウが、その長い歴史の中で蓄積され、確立されているのです。そのため、西洋医学的に原因がわからない場合でも、漢方的な視点から見ると病気の原因がみつかることが多いのです。

もちろん漢方では、予防だけでなく、すでに発症してしまった病気の治療をおこなうこともできます。とくに、西洋医学が不得手とする慢性病などに対して、漢方はとても有効にはたらくことが多いです。

漢方では病気になる原因を**体質**で考えているため、西洋医学では病名がつかないような状態にもアプローチできるのです。

人それぞれの体質を知るものさしはいくつかありますが、八綱《はっこう》、三陰三陽《さんいんさんよう》、気血水《きけつすい》といった理論が、その代表的なものです。しかし、八綱や三陰三陽などの理論や使い方を説明しようとすると、話が難解になってしまいます。そのためこの本では、比較的理解がしやすく、かつ不妊に関係の深い「気血水」に絞ってお話をしていきます。

漢方理論では、**「気」「血」「水」は全身をくまなくめぐり、人の生命活動を支える基本物質である**と考えます。気血水は、それぞれつぎのような性質をもっています。

●気

「気」は、人間が生きていくための生命エネルギーです。また、体の機能（はたらき）をあらわす言葉としても使われます。気が足りないと疲れやすくなり、気が滞ると喉が詰まったような感じがしたり、感情が不安定になったりすることがあります。

●血

「血」は、体に栄養とうるおいを与えるものです。西洋医学の血液と同じはたらきもありますが、漢方理論の「血」の概念には女性ホルモンも含まれます。血が足りないと女性ホルモンが不足し、滞ると女性ホルモンが過剰になったり乱れたりします。いずれも不妊の大きな原因になります。

●水

「水」は汗や尿、リンパ液など、血液以外の体液全般を指し、免疫系とも関係します。水がうまくはたらかないと、体に必要な水分のめぐりが悪くなり、尿や汗など排出すべきものもたまり、体に悪影響が出ます。

この3つそれぞれが過不足やかたよりがない状態にあり、しっかりとめぐっていれば、体を健康に保てるのです。体全体は健康ではないのに、子宮や卵巣だけは調子がいい、なんてことはありえません。そのため、妊娠しやすい体をつくるには、体全体の調子をよくすること、つまり「気」「血」「水」が過不足なく、かたよりや滞りもなく、しっかりとめぐっていることが大事なのです。

生命活動を支える基本となる「気」「血」「水」

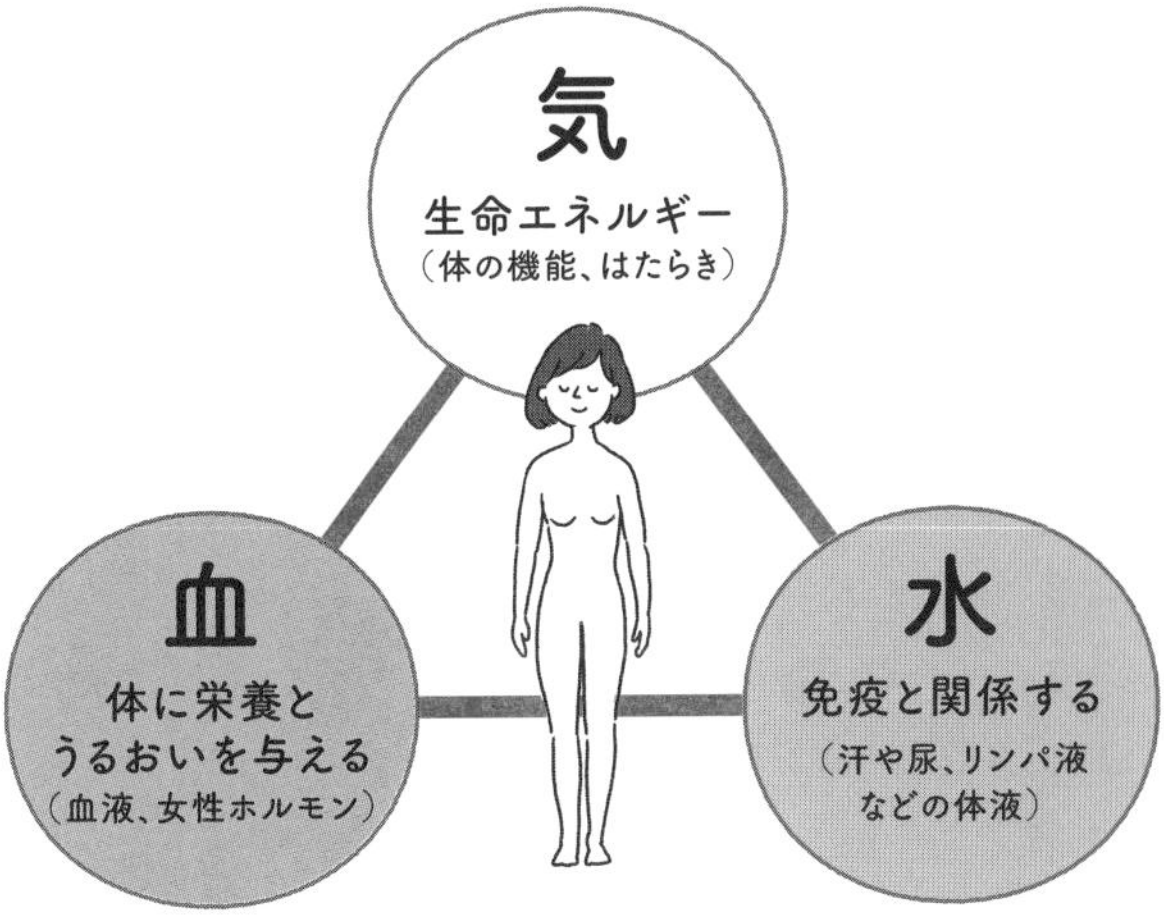

漢方的な体質は、「気」「血」「水」それぞれの過不足、かたより、めぐりがいいか悪いかによって、いくつかのタイプに分かれます。

この本では、とくに不妊の原因になる可能性の高い、つぎの6つの漢方体質についてお話しします。

- **気虚《ききょ》：疲れやすい、エネルギー不足、胃腸が弱い**
- **血虚《けっきょ》：女性ホルモン不足、貧血**
- **腎虚《じんきょ》：老化、および加齢にともなって生じてきた血虚の状態**
- **気滞《きたい》（肝気鬱結《かんきうっけつ》）：気が滞った状態、自律神経の乱れた状態、喉の詰まり**

としてあらわれやすい。肝気鬱結は気滞が精神に影響したもので、情緒の乱れが起きやすい

- **瘀血《おけつ》：血流が悪い、女性ホルモンの乱れ**
- **熱証《ねっしょう》：不妊に関しては、血に熱が入った状態で、基礎体温が通常より高くなる**

不妊に悩む人は、ほとんどがこの6つの体質のどれかに当てはまります。そのため、**自分の体質を知って、それに合った対策をおこなえば、あれこれ迷うことなく、より効率的に妊娠しやすい体へと整えていくことができます**。

実際には、気虚と血虚の2つの体質をもつ人、あるいは血虚と瘀血という反対の体質をあわせもつ人もいて、きれいに6つのタイプに分かれるわけではありません。また、年齢や生活習慣によっても体質は変わっていきます。94ページに体質診断の仕方を紹介していますので、ご自身がどの体質をもっているか、確認してみてください。

なお、気血水のうち、とくに不妊と関係が深いのは「血」と「気」です。水の問題（水毒）も不妊に関係しないわけではありませんが、限定的であり、基礎体温に水毒の問題はほとんどあらわれないため、この本の漢方体質からははずしています。

妊娠体質をつくる漢方の基本

漢方理論の気虚、血虚、腎虚、気滞（肝気鬱結）、瘀血、熱証の6つの体質と基礎体温には深い関わりがあり、体質によって基礎体温のグラフの形もある程度決まっています。そのため、基礎体温のグラフの形を見ると漢方の証（漢方的診断）を絞り込むことができ、どんな漢方薬が合うかもおおよそ推測できるのです。わたしが妊娠を望む方に基礎体温をつけるようにお願いしているのはそのためです。

ただし、基礎体温だけですべてがわかるわけではありません。基礎体温からいくつか体質を絞り込んだら、さらに漢方的な診断を用いてその精度を上げていきます。漢方ではどのように診断し、どのように治療をするのか、簡単に説明してみます。

●四診合算で体質を診断する

漢方では「四診合算《ししんがっさん》」という考え方にもとづいて診断をおこないます。「四診」とはつぎの4つの診断法のことです。

● 望診《ぼうしん》（舌や顔の色や状態を目で確認する）

● 切診《せっしん》（脈やお腹をみる　※漢方薬局ではおこなわない）

● 問診《もんしん》（体質を見極めるために漢方的な視点で質問をする　※漢方薬局ではもっとも重要視する）

● 聞診《ぶんしん》（声や呼吸の音を聞く、体臭や口臭などを嗅ぐ）

漢方ではこの４つをおこなって総合的に漢方体質を判断します。わたしの薬局では望診（おもに舌診）、問診と、さらに基礎体温、病院の検査データ、東洋医学的に不妊の反応の出るポイントなどをチェックして、総合的に判断します。

この本では、基礎体温と最小限の「問診」をもとにご自身の漢方体質をチェックできるようにしました。94ページからの診断方法をもとにおこなってみてください。

● **漢方薬**

漢方薬は植物や動物、鉱物などが原料の「生薬《しょうやく》」を、目的に合わせて調合してつくられています。近年は、ドラッグストアやインターネットなどでも漢方薬を安価で手に入れることができるようになりました。しかし、漢方薬の原料となる生薬は天然由来のものですので、品質にばらつきがあります。通常、ドラッグストアよりも漢方薬局で取り扱っている漢方薬のほうが品質のよい原料が使われています。

また、漢方薬にはたくさんの種類があり、それぞれが別々の効能（気を補う、血液のめぐりをよくするなど）をもっています。**漢方薬と人の体質は、鍵と鍵穴のようなもので、その人に合う漢方薬を飲むことではじめて体質が改善していきます**。そのため、人それぞれの体質に合ったものを選んで飲むことがもっとも重要です。

漢方体質が同じであっても、人によって合う漢方薬が違うこともあり、その人に合った漢方薬を見立てることはとてもむずかしいのです。そのため漢方薬を服用するのであれば、ドラッグストアで購入するより費用はかかりますが、**漢方薬局で相談して、自分に合った漢方薬を出してもらうことをおすすめします**。

漢方薬局で不妊治療のための漢方薬を購入すると、月に2万〜5万円くらいかかるところが多いように思いますが、高品質なものにこだわっている薬局はさらに高くなることもありますし、最低限必要なものに絞っている薬局はもう少し安い場合もあります。また、加齢により卵巣機能が衰えてきた方に用いる漢方薬は希少性の高い原料

（鹿茸《ろくじょう》など）が使われるため、そのぶん費用が高くなる傾向があります。漢方薬を使ってみたいけれど費用が気になって試せずにいる方は、行ってみたいと思っている漢方薬局に不妊治療の場合の相場を問い合わせてみてもよいと思います。

自分の体質に合う漢方薬で体質改善ができるように、信頼のおけるしっかりとした漢方薬局でご相談ください。漢方薬局の選び方は１６４ページでご紹介しています。

●養生法

漢方薬のはたらきを手助けするために欠かせないのが、体質に応じた「養生法」です。養生法とは、食事や運動、睡眠など、日々の生活習慣を変えることで気になる体質を改善するもので、ご自身で継続しておこなっていただくものです。

たとえるなら、養生法はバケツに開いた穴をふさいでいく作業です。穴のあるバケツに水（漢方薬）を注いでもたまらず（効かず）に流れていってしまいますが、穴をふさぐと水がよくたまる（よく効く）ようになるのです。

くわしい体質別の養生法は４章でご紹介しています。

それでは、実際に不妊に関わる6つの漢方体質について見ていきましょう。

ここで1つ注意していただきたいのは、不妊治療中の方は未病の状態（病院では病名のつかない状態）であることも多いということです。そのため、漢方体質が自分に当てはまるかどうかは、病名（黄体《おうたい》機能不全や子宮筋腫など）を中心にチェックするのではなく、症状（疲れやすい、いつもイライラするなど）を中心にチェックしてみてください。

また、症状の中でとくに重要なのは、生理に関わるもの（経血の量が多い、生理の期間が短くなったなど）です。このあたりに注意を向けて読んでみてください。

気虚タイプ（疲れやすく、胃腸が弱い）

気虚《ききょ》は、エネルギー不足で体の機能が低下した状態です。疲れやすい（仕事や家事が極端に忙しいわけではないのに疲れる）、元気がない、気力がない、息切れや動悸《どうき》がする、ちょっと動くと汗をかく、風邪をひきやすく治りにくいといった特徴があります。また、食が細く、食欲不振、食べたいと思ってもあまり食べられない、軟便、下痢をしやすいといった胃腸の弱さも気虚の体質をあらわします。見た目は、色白でやせ型か、ぽっちゃりした水太りで汗かきの方が多いです。

病院では黄体機能不全といわれることもありますが、とくに問題なしといわれることも多いです。

●気虚の基礎体温

気虚の女性は、**高温期が短くなる**場合、**高温期の基礎体温が低くなる**場合と、**高温期の途中で体温が下がる**場合があります。また、低温期の基礎体温が低くなったり、低温期が短くなったりする人もいます。

●気虚に用いる代表的な漢方薬

気虚の体質改善に用いる代表的な漢方薬はつぎの2つです。体を元気にするような漢方薬や、胃腸のはたらきを高める漢方薬を用いることが基本になります。

- **六《りっ》君《くん》子《し》湯《とう》（食が細い、食欲不振など、胃腸虚弱の症状に用いる）**
- **補《ほ》中《ちゅう》益《えっ》気《き》湯《とう》（倦怠感《けんたいかん》や、疲れやすいなどの症状に用いる）**

気虚の基礎体温

高温期が短い、または低い（重度の場合は両方）

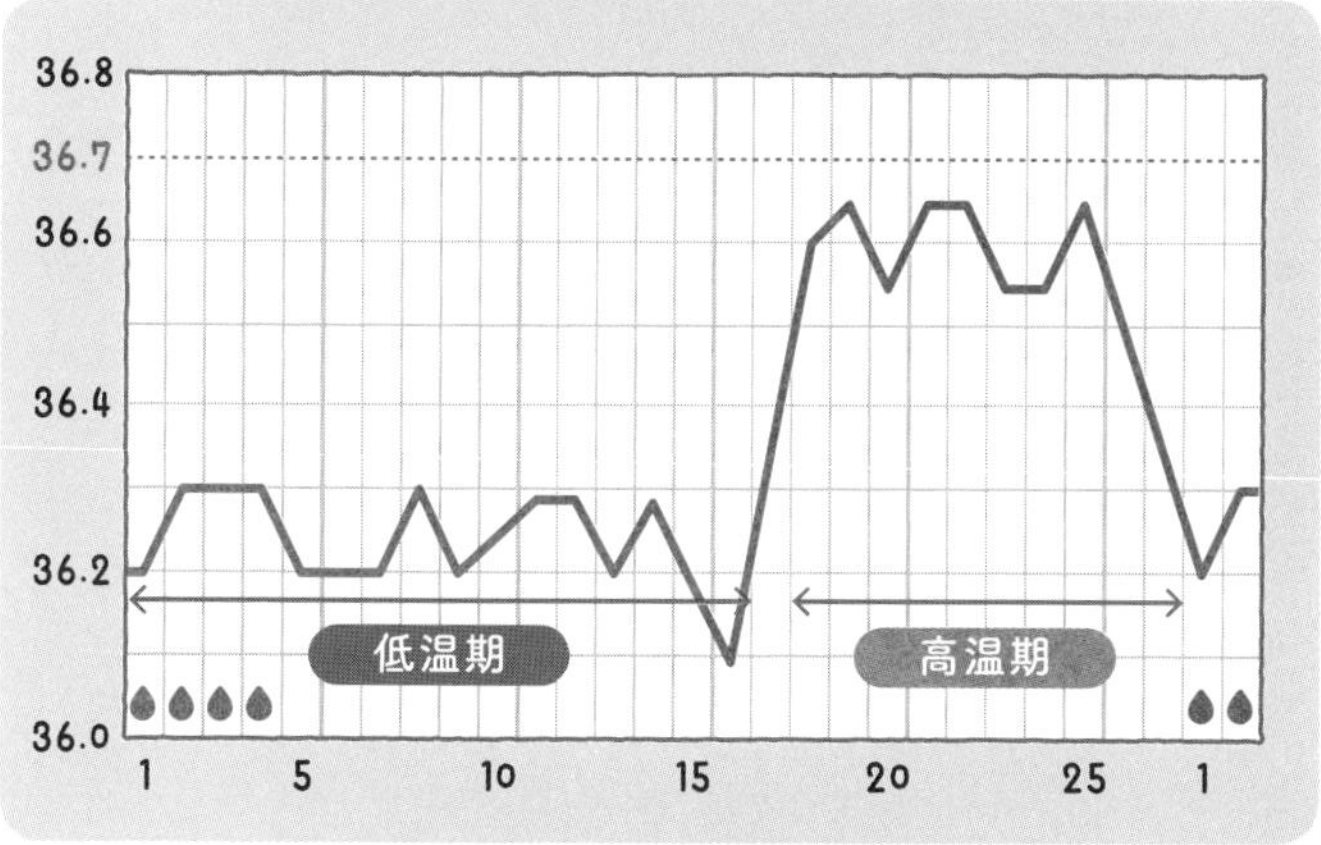

高温期の途中で体温が下がる

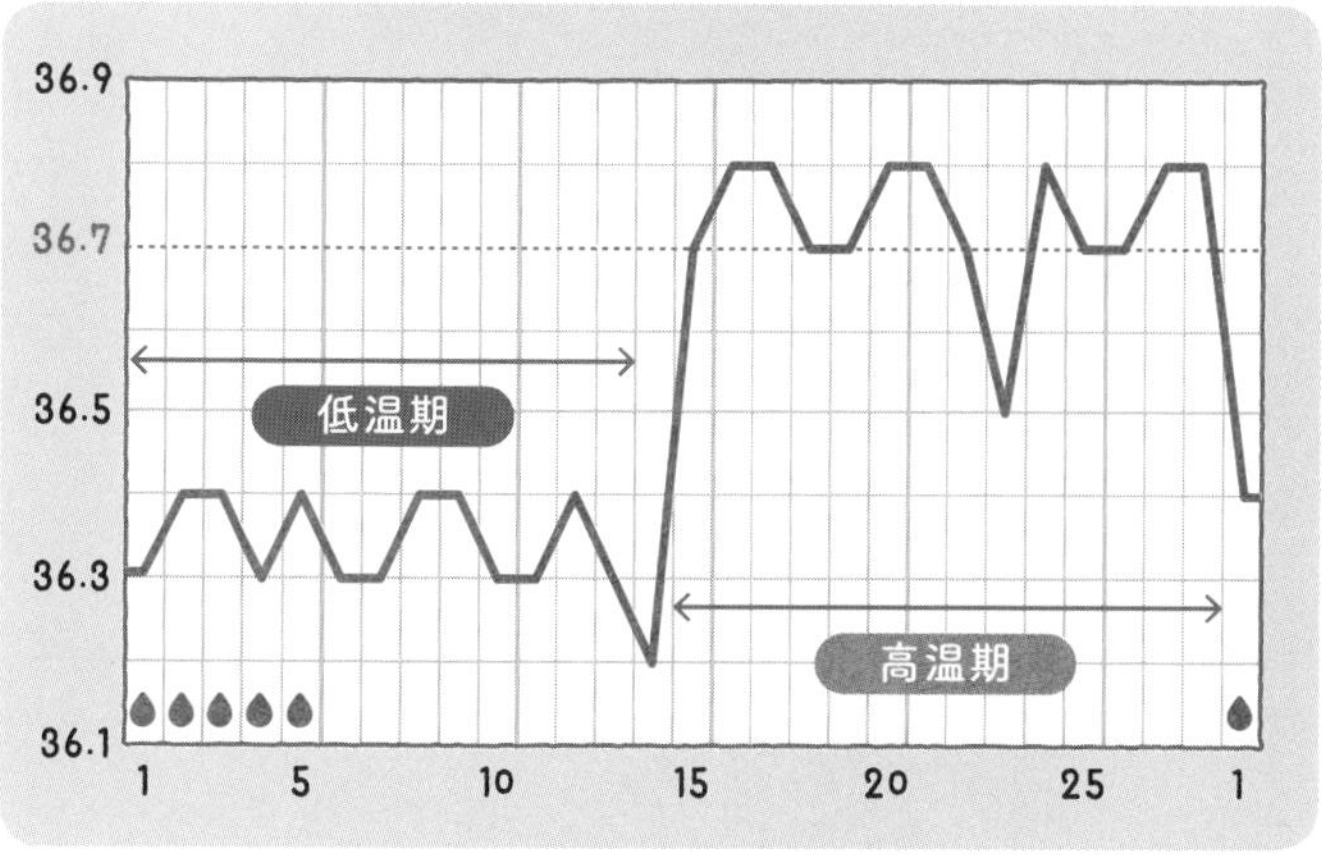

血虚タイプ（女性ホルモン不足で貧血）

血虚《けっきょ》は、女性ホルモン不足と貧血が混ざったような状態です。

動悸、息切れ、疲れやすい、立ちくらみなどの貧血症状や、ドライアイ、筋肉がつりやすい、色が白く、髪の毛に白髪が混ざる、皮膚がカサカサしている、といった症状や特徴があらわれやすいです。

生理の状態については、生理不順（つぎの生理が来るまで間が空く）、経血の量が少ない、月経周期が短い、生理痛、不正出血、更年期障害のような症状などが挙げられます。病院で黄体機能不全や貧血といわれる人もいますが、とくに病名がつかないことも多いです。

●血虚の基礎体温

血虚の基礎体温のパターンは、実際にはさまざまにありますが、その中で代表的なのは、**基礎体温がゆっくり上がる**もの、**高温期が短く、高温期の基礎体温が低くなる**

血虚の基礎体温

基礎体温がゆっくり上がる

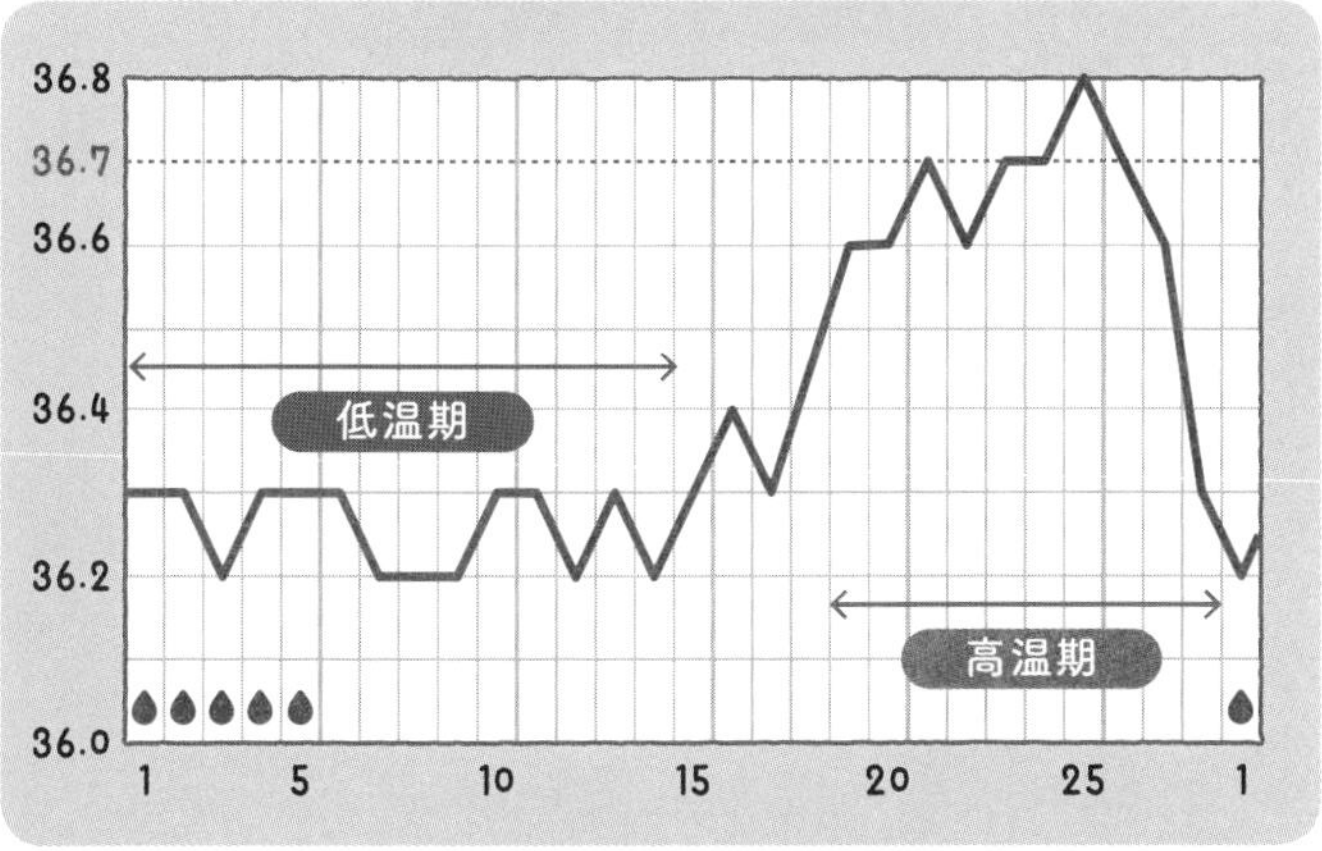

高温期が短く、低い

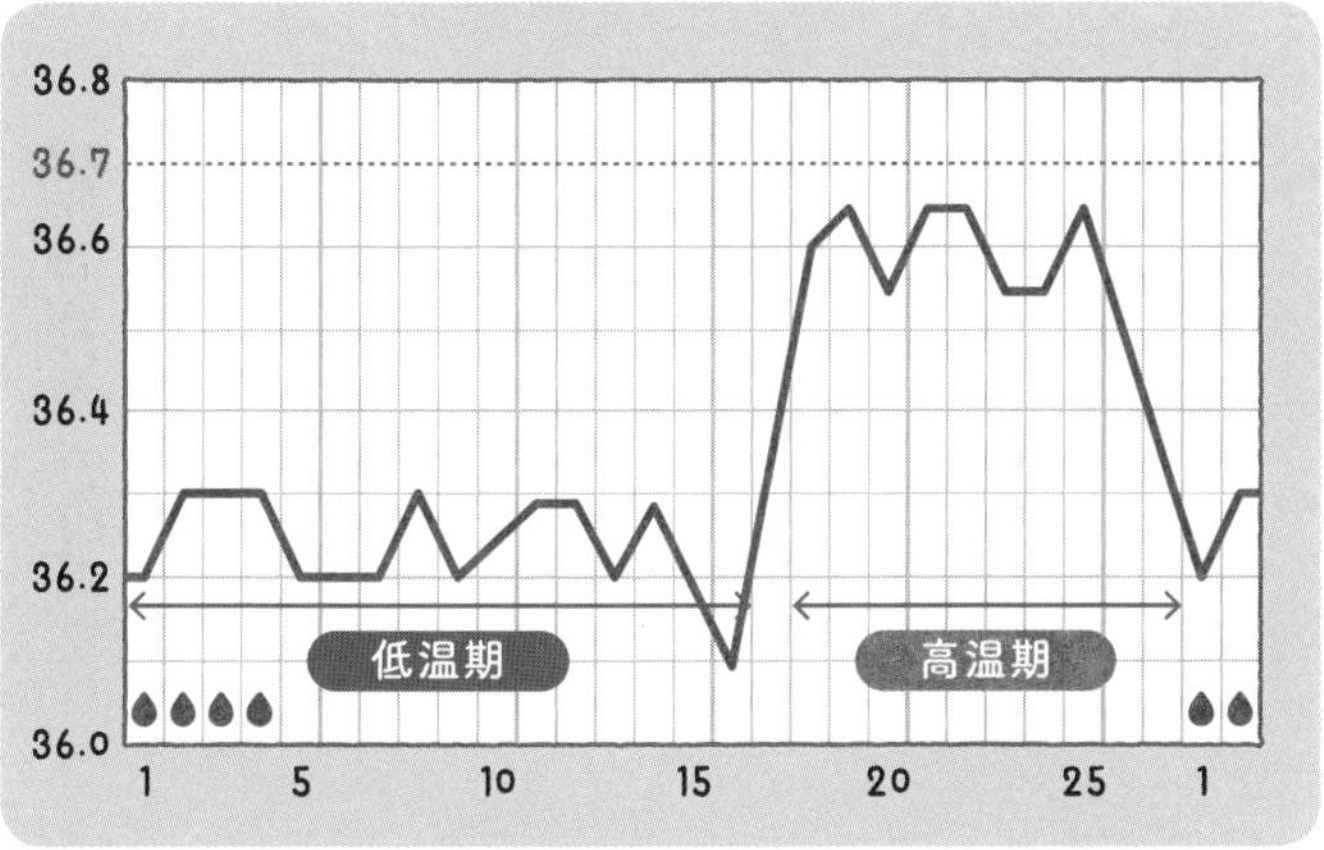

もの、そして高温期が不安定で途中で下がるもの（↓P.59）です。

●血虚に用いる代表的な漢方薬

血虚の体質改善に用いるおもな漢方薬はつぎの2つです。血虚は漢方的には血が不足した状態ですので、血の不足を補う漢方薬を用います。

● 当帰芍薬散《とうきしゃくやくさん》（むくみやすく、貧血気味の人に用いる）
● 四物湯《しもつとう》（胃腸が比較的丈夫で、血色の悪い人に用いる）

腎虚タイプ（加齢にともなって生じる機能低下や血虚）

腎虚《じんきょ》は、加齢（老化）にともなって体の機能が低下した状態です。具体的には、老化にともなう症状を思い浮かべてもらうとわかりやすいです。生殖能力の低下、耳鳴り、目が見えにくくなる、歯がもろくなる、記憶力の低下、足腰が弱くなる、骨粗鬆症《こつそしょうしょう》、病気にかかりやすくなる、夜間頻尿などが一般的な腎虚の状態です。

しかし、30～40代の女性にここまでの症状があらわれることはほとんどありません。

実際には、経血の量が減る、月経周期が短くなる、生理が不定期になる（1周期飛んでしまうなど）、早発閉経、卵胞刺激《らんぽう》ホルモン（FSH）の値の上昇、抗ミュラー管ホルモン（AMH）の減少、卵胞期短縮症、更年期障害などを目安にされるとよいと思います。

●腎虚の基礎体温

不妊治療に関しては、腎虚は血虚の延長線上にあるものと考えてもらうと理解しやすいと思います。そのため、基礎体温は血虚に似ており、**高温期が短く、高温期の基礎体温が低くなる**、または**高温期が不安定で途中で下がる**形（↓P.59）になります。**低温期が短くなる**場合があることと、**基礎体温が全体的に下がってくる**場合があることが、血虚と異なる点です。

●腎虚に用いる代表的な漢方薬

腎虚の体質改善に使う代表的な漢方薬はつぎの2つです。腎虚は加齢にともなう症状があるため、プラセンタ（馬や豚の胎盤から抽出したエキス）や、鹿茸と呼ばれる

腎虚の基礎体温

高温期が短く、低い

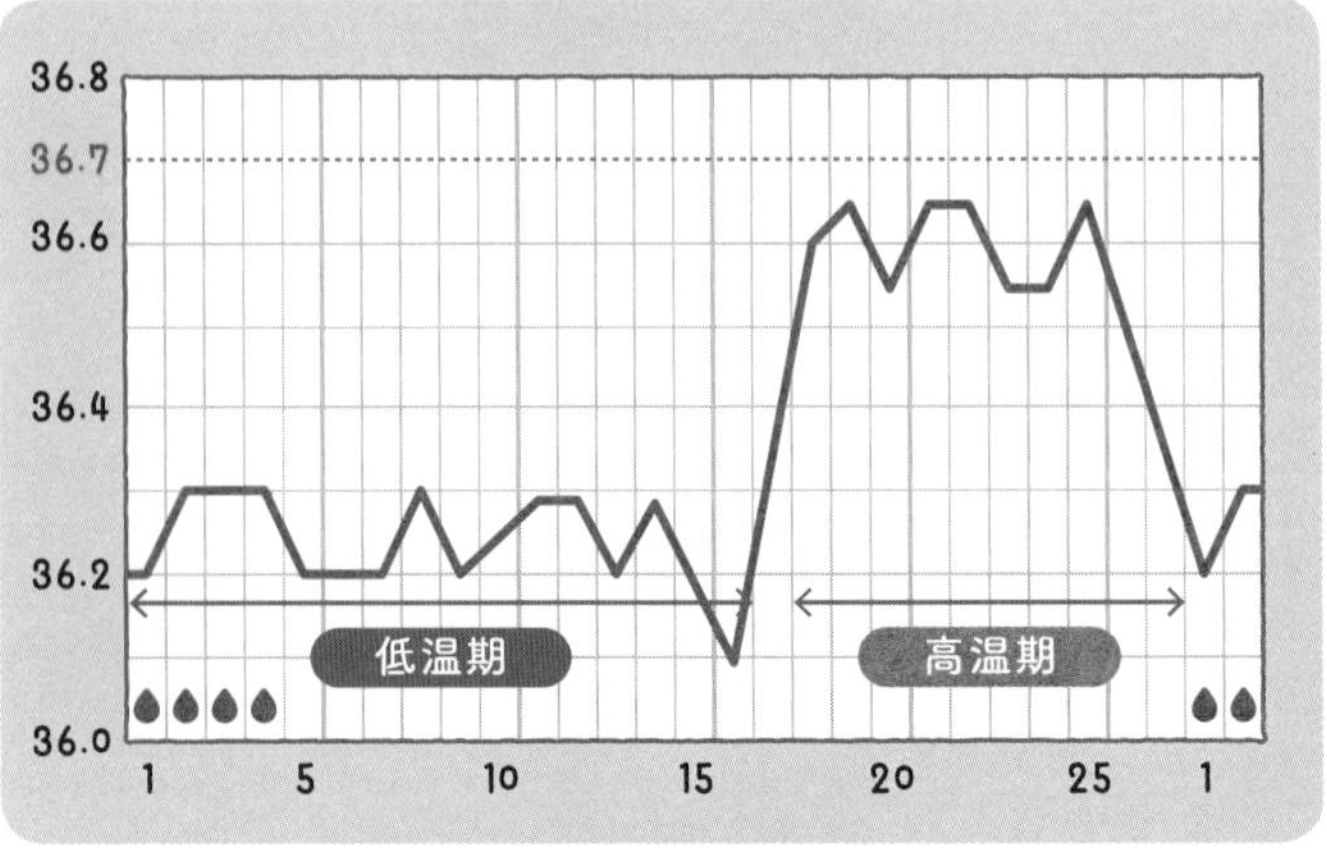

低温期が短い

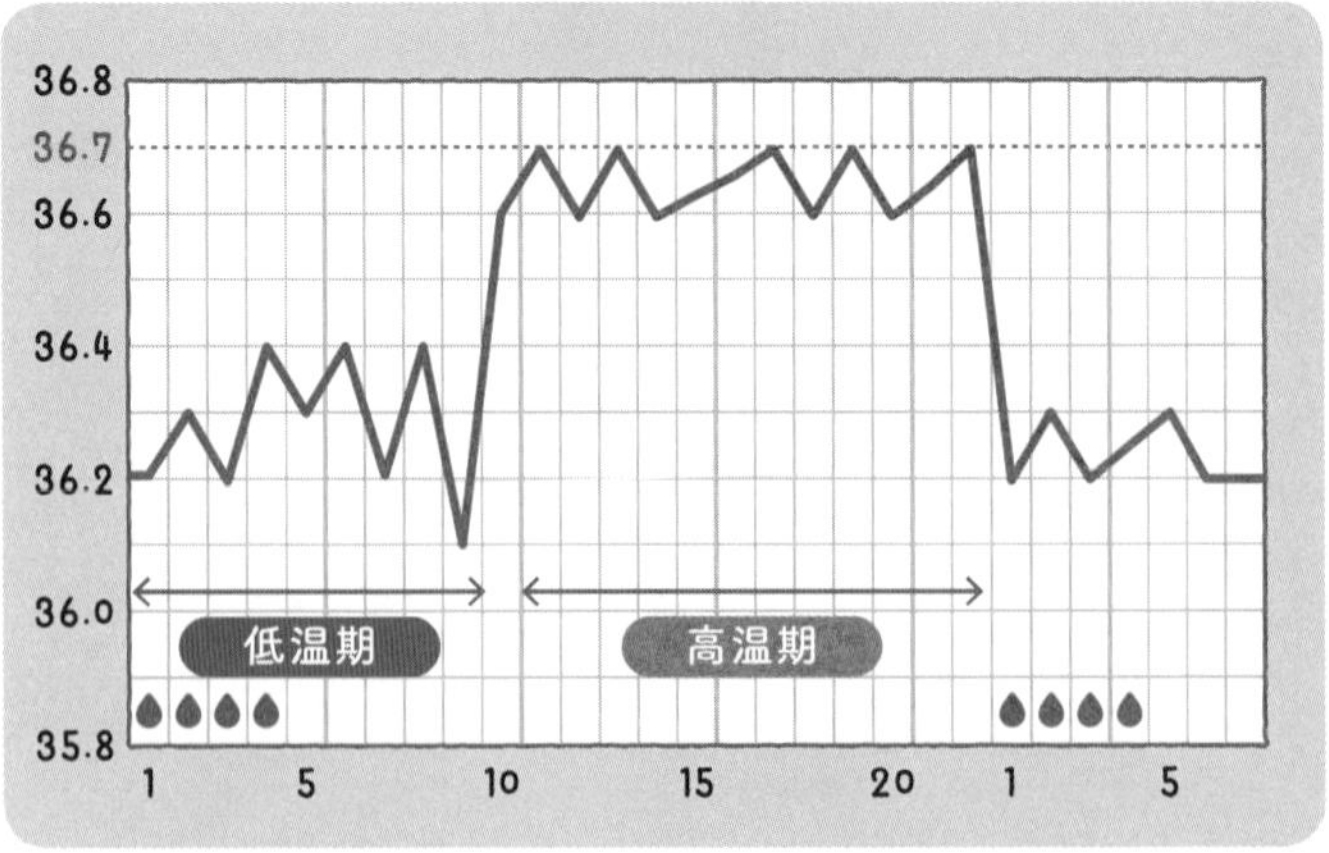

鹿の角など、腎を補う作用の強い動物生薬を含んだ漢方薬を用いることが多いです。

- **紫荷車《しかしゃ》（プラセンタ）製剤（血を補い、卵巣機能を高める）**
- **鹿茸製剤（老化を防止する、温めて血を補う）**

気滞（肝気鬱結）タイプ（気が滞った状態、自律神経の乱れ）

気滞《きたい》は気（エネルギー）のめぐっていない状態です。多くの場合、そのめぐりの悪さが喉の詰まりや違和感という症状として出てきます。また、肝気鬱結《かんきうっけつ》とは過度なストレスにさらされた状態や自律神経が乱れた状態のことを指し、それが、イライラ、情緒不安定、気分のムラといったかたちであらわれます。

気滞（肝気鬱結）の女性は、月経周期がバラバラで早くなったり遅くなったりします。ひどければ無月経になることもあります。生理前になると体調がおかしくなる人や、生理前に乳房が張りやすい人もいます。

産婦人科ではとくに問題がないといわれることが多いですが、なかには高プロラクチン血症の人もいます。

気滞（肝気鬱結）の基礎体温

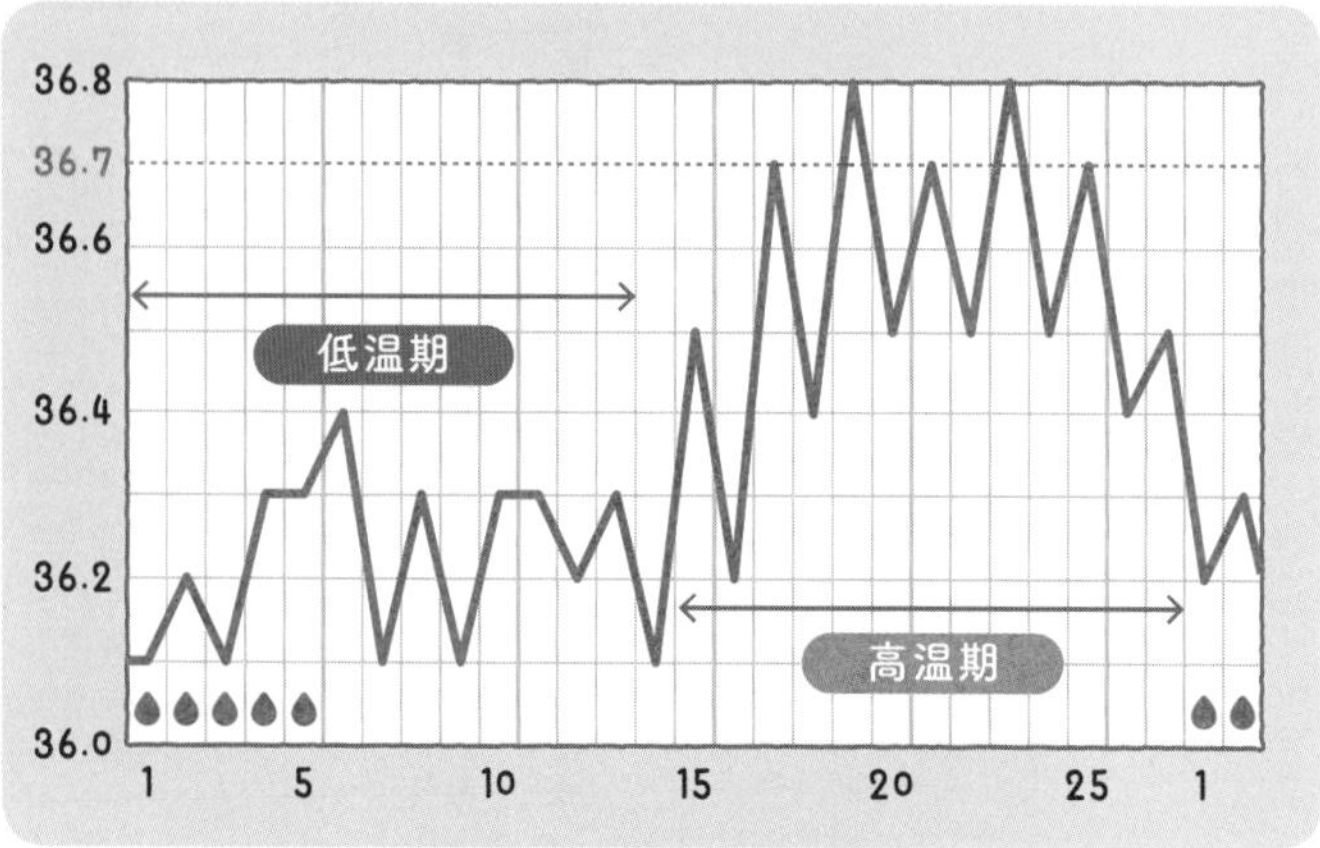

● 気滞（肝気鬱結）の基礎体温

女性が気滞（肝気鬱結）になると基礎体温がギザギザした形になるというのが、漢方理論の一般的な解釈ですが、実際はそうではありません。

気滞（肝気鬱結）が不妊症に影響しているときだけ基礎体温がギザギザした形になるのです。気滞（肝気鬱結）の状態であっても、それが不妊に影響していないときには基礎体温はギザギザにはなりません。

● 気滞（肝気鬱結）に用いる代表的な漢方薬

気滞（肝気鬱結）の体質改善に用いる代表的な漢方薬はつぎの2つです。

- 加味逍遙散《かみしょうようさん》（急に寒く感じたり暑く感じたりする、顔が急に熱くなる、情緒不安定でやや怒りっぽいなどの症状に用いる）
- 半夏厚朴湯《はんげこうぼくとう》（喉の詰まりや、気分のムラ、情緒不安定に用いる）

瘀血タイプ（血液が滞り、女性ホルモンが乱れる）

瘀血《おけつ》は、血液が滞り、血流が悪くなった状態です。

頭痛、肩こり、体のどこかに持続的で固定的な痛みがある、手足は冷えるのに頭がのぼせる、物忘れがひどい、痔、冷え症（足先の冷え）などの自覚症状があります。舌を見ると、紫色をしていたり、黒い点々があったり、舌の裏の静脈が浮き上がっていたりします。高血圧や動脈硬化、心臓疾患や脳血管疾患などを起こしたことがある人にも多いタイプです。

月経に関しては、生理痛がひどい、血の塊が出る、経血がどす黒い、経血の量が多い、生理不順（生理が遅れがち）、無月経などがあります。

病院で子宮筋腫や子宮内膜症、多嚢胞性《たのうほうせい》卵巣症候群（ＰＣＯＳ）と診断された方に多いタイプです。

●瘀血の基礎体温

瘀血の基礎体温には大きく2パターンあり、**高温期が長く、高温期の基礎体温が高い**（低温期と高温期の温度差が大きくなる）ケースと、**低温期が短く低温期の基礎体温が高くなる**ケースがあります。

●瘀血に用いる代表的な漢方薬

瘀血の体質改善に用いる代表的な漢方薬はつぎの2つです。これらは、瘀血を改善し、血流を促す漢方薬です。

- **桂《けい》枝《し》茯苓丸《ぶくりょうがん》（瘀血をとり血のめぐりをよくする）**
- **桃核承《とうかくじょう》気《き》湯《とう》（便秘の人や症状の激しい人、体ががっちりしている人に用いることが多く、桂枝茯苓丸よりも作用が強い。下剤を含んでいるため、誤って服用すると下痢を引き起こすことがある）**

瘀血の基礎体温

高温期が長く、高い

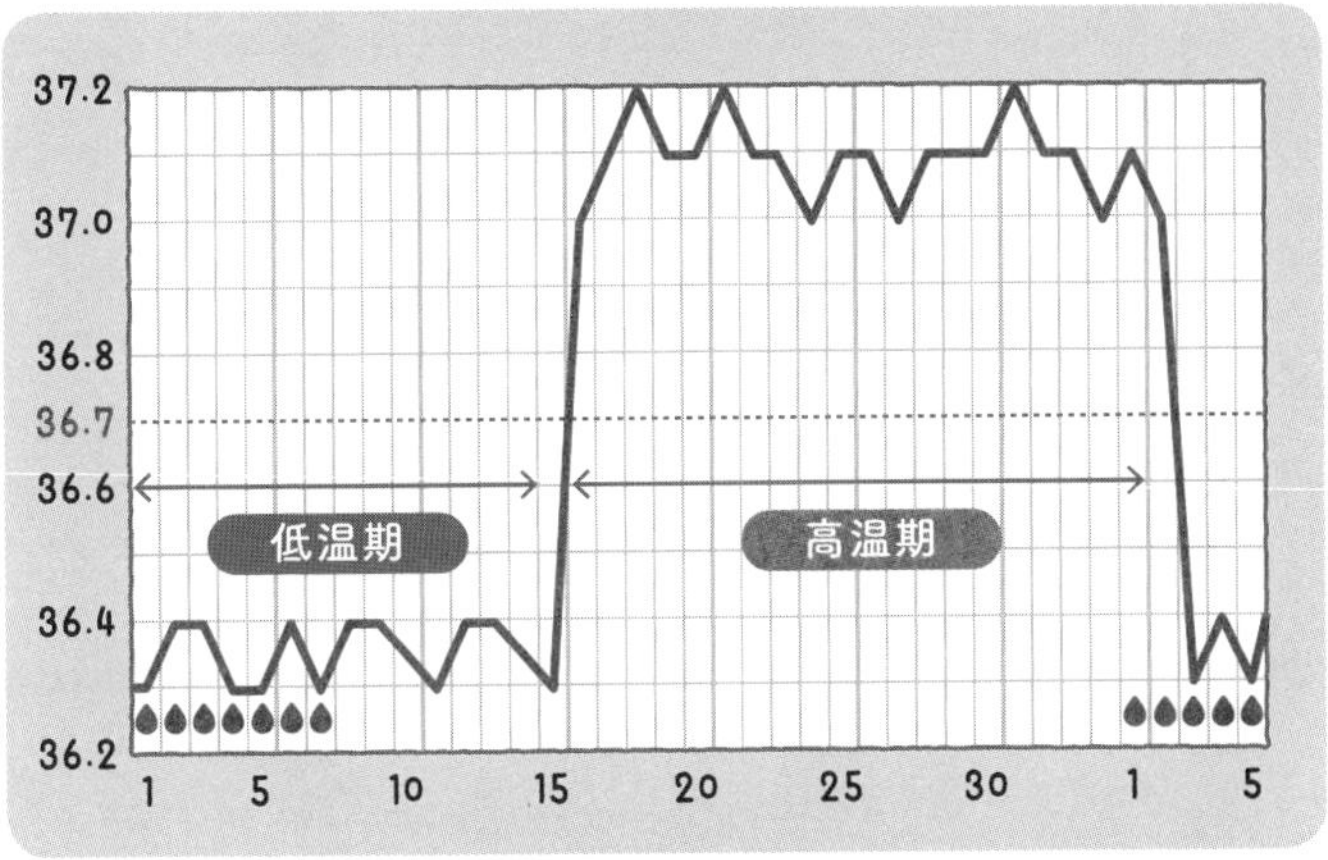

低温期が短く、高い

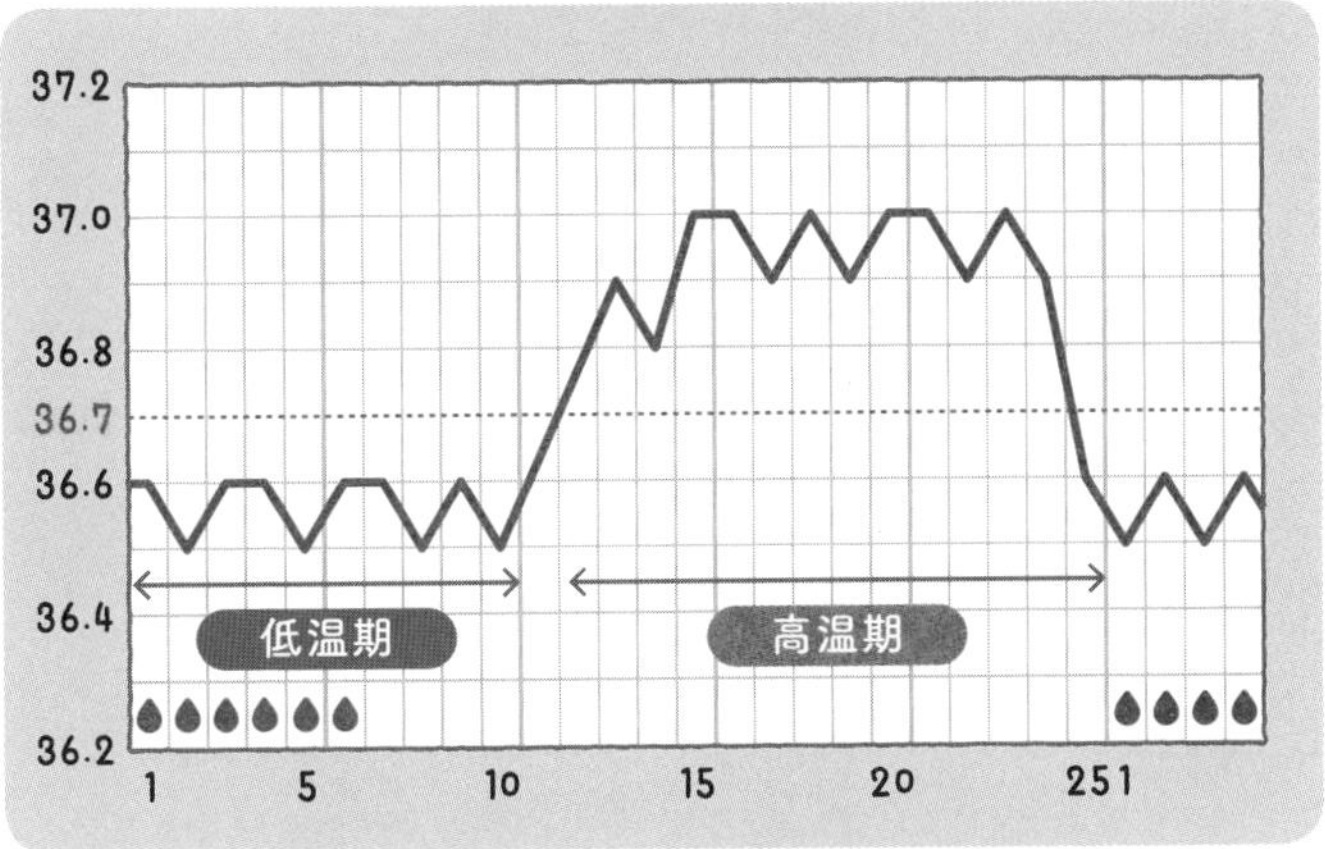

熱証タイプ（体が熱をもち興奮しやすい）

熱証《ねっしょう》は、その名の通り体に熱がある状態です。

熱証は、体の炎症、体の機能や新陳代謝の亢進《こうしん》（さかんである）、感染症にともなう発熱や精神的な興奮なども含む概念です。症状としては、喉が渇く、のぼせる、便がかたくなる、便秘になる、尿の色が黄色くなる、怒りっぽい、イライラしやすい、赤ら顔、火照《ほて》りなどがあります。女性の場合は、熱が血に入ることで不正出血といった症状があらわれます。

ただし、熱証タイプの不妊の方の中には、自覚症状がまったくない方も多くいます。病院でもとくに問題がないといわれることが多いです。

● **熱証の基礎体温**

熱証の基礎体温は、**高温期が長く、高温期の基礎体温が高くなる**、または**低温期が短く、低温期の基礎体温が高くなる**などがあります。

熱証の基礎体温

高温期が長く、高い

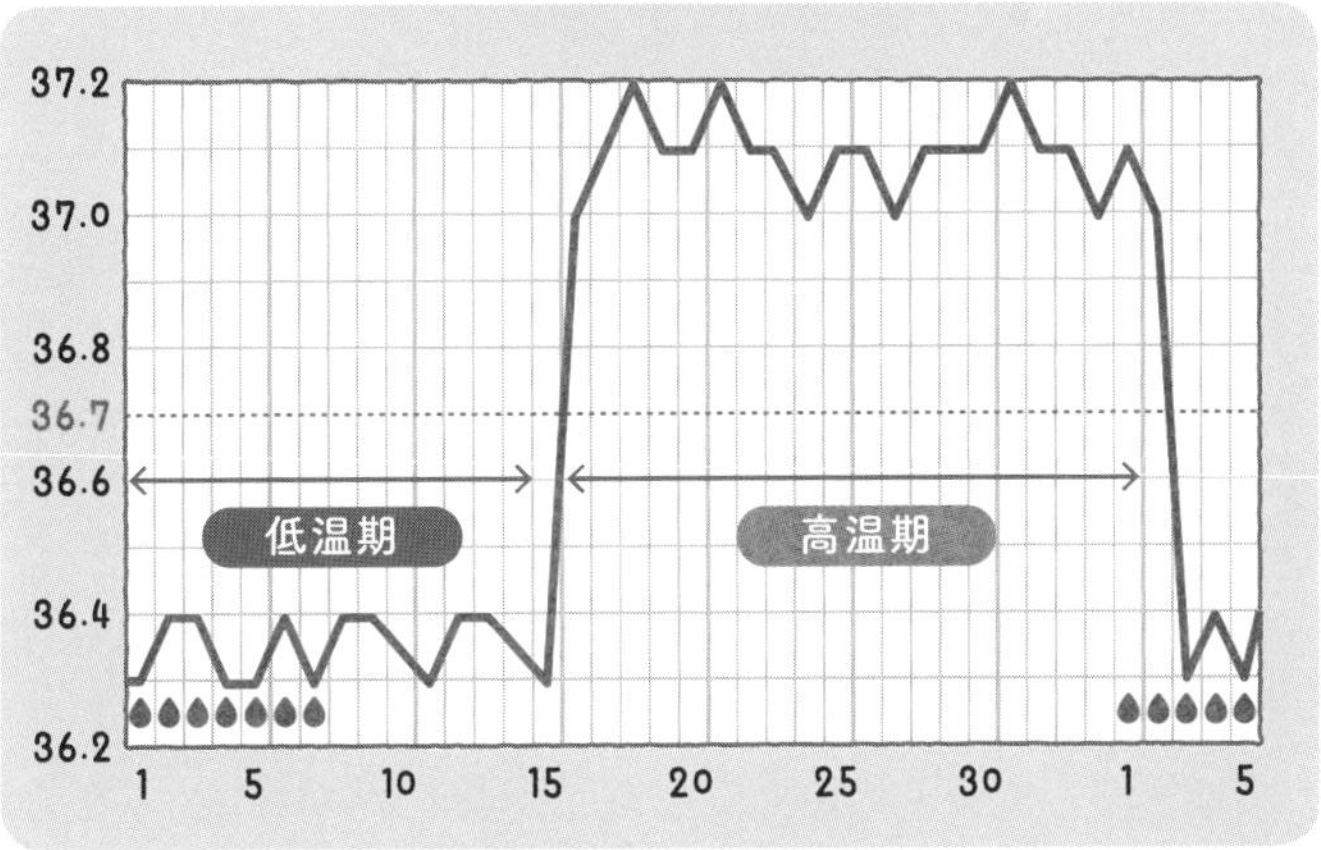

低温期が短く、高い

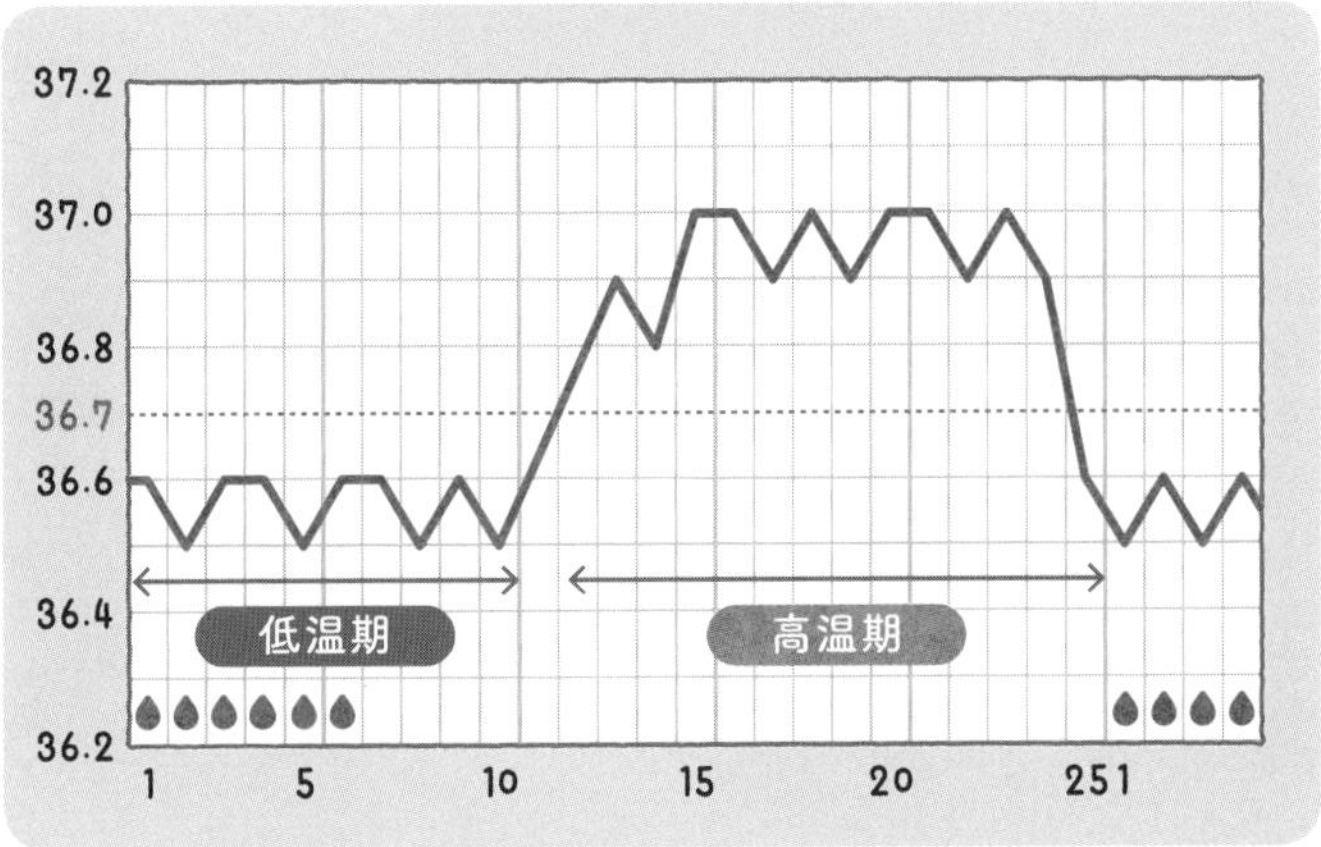

実際には、不妊治療のために長期にわたってホルモン剤を使用することで基礎体温が上がっている場合や、もともと平熱が高いためこのような基礎体温になるケースもあるので治療する必要のない場合も多いです。

●熱証に用いる代表的な漢方薬

熱証の体質改善に用いる代表的な漢方薬はつぎの通りです。体を冷やす作用がある漢方薬を用います。

●黄連《おうれん》や黄芩《おうごん》の入る漢方薬

基礎体温と問診で自分の漢方体質をチェック

ここまで、6つの漢方的な体質について説明してきましたが、なんとなく自分の体質に近いと思うタイプはあったでしょうか。ここからは、基礎体温と問診による漢方体質チェックを使って、実際にご自身のタイプを診断してみましょう。

ただし、ここでのタイプ診断は、読者のみなさんが自分でおこなえるよう簡易的にまとめたものです。実際の漢方治療では、先に述べたように「四診合算」を用いて総合的に判断します。このタイプチェックだけではわからないこともありますので、より具体的に知りたい方は漢方薬局で相談してみてください。

1 基礎体温でチェック

本来は低温期と高温期の両方を含む月経周期全体の基礎体温を見て総合的に漢方体質を判断しますが、すべてのパターンの組み合わせから漢方体質を決めるのは非常にむずかしいので、**不妊の体質があらわれやすい高温期の高さ、長さ、形**に絞って漢方体質を分けていきます。

その際、基礎体温は、ここ1~2年以内のもので、ホルモン剤を使用していないときのもの、さらに直近3か月分くらいのもので確認したほうが正確に出ます。もし、ホルモン剤使用前のものがなければ使用後の基礎体温で判断してみてください。最近、基礎体温を測っていない場合は、測った中でもっとも新しいものを参考にします。

つぎの❶~❸の質問に答えて自分の漢方体質を出しましょう。質問に答えたら、答え(A~E)の組み合わせ表(↓P.99)をもとに漢方体質を判断します。

質問❶　高温期の高さと形

あなたの高温期の基礎体温の高さやグラフの形に近いものを、つぎのA~Eから1つ選んでください。

A：高温期の基礎体温が平均37℃以上（高い）

B：高温期の基礎体温が平均36・7~37℃未満（理想的）

C：高温期の基礎体温が平均36・7℃未満（低い）

D：高温期の基礎体温がギザギザになる（毎日のように基礎体温が大きく上下する）

E：高温期がない（低温期との差がない一相タイプ　↓P.61）

Dの高温期の形がギザギザというのは、つぎのページの基礎体温のグラフと同じか、それ以上変化が激しい場合を指します。AとDまたはCとDなど、ほかの選択肢とDがどちらも該当する場合はDが優先されます。

また、DもしくはEと答えた方は、それだけでタイプがわかるので、以下の質問には答えず99ページの表で結果を見てください。A~Cに当てはまる方はつぎの質問に進みましょう。

高温期がギザギザになった基礎体温の例

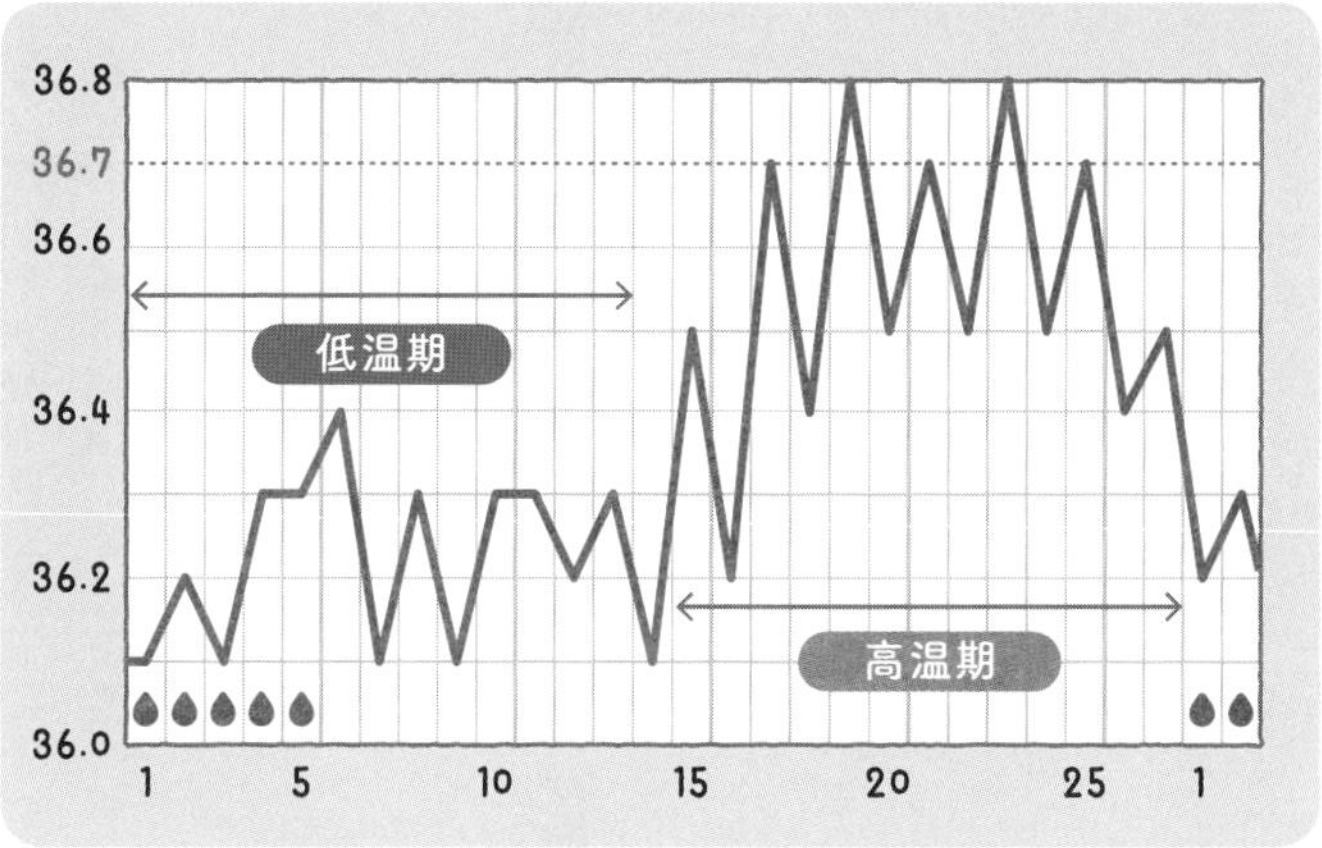

質問❷ 高温期の長さ

高温期の長さ（日数）に当てはまるものを、つぎのA～Cから1つ選んでください。

A：高温期の長さが15日以上（長い）
B：高温期の長さが12～14日（理想）
C：高温期の長さが11日以下（短い）

質問❸ 高温期の不安定さ

高温期のグラフが安定しているか不安定か、いずれか1つ選んでください。ここでいう「高温期が不安定な状態」とは高温期の途中で1回以上、基礎体温が36・7℃未満に下がる状態を指します（→P.59）。

A：安定（高温期が36・7℃未満に下がらない）
B：不安定（高温期が36・7℃未満に下がる）

それでは❶〜❸の質問で自分の選んだ記号をもとに、つぎのページの表から該当する漢方体質を選んでください。

2 問診による漢方体質チェックで診断

つぎに、問診による漢方体質チェックで自分の体質を診断してみましょう。該当する項目をすべてチェックしてください。

❶気虚

□疲れやすい（仕事や買い物などの外出先から帰ったら、一度休まないと動けない）
□食欲がない、または、食欲があっても思ったほど食べられない
□お酒を飲んだり油っぽいものを食べたりしなくても、便がゆるいことが多い

基礎体温による漢方体質チェック

質問❶	質問❷	質問❸	漢方体質
A	A	A	瘀血、熱証
A	A	B	瘀血、血虚
A	B	A	瘀血、熱証
A	B	B	瘀血、血虚
A	C	A	気虚、血虚、腎虚
A	C	B	気虚、血虚、腎虚
B	A	A	瘀血、熱証
B	A	B	瘀血、血虚
B	B	A	問題なし（正常）
B	B	B	気虚、血虚、腎虚
B	C	A	気虚、血虚、腎虚
B	C	B	気虚、血虚、腎虚
C	A	A	気虚、血虚、腎虚
C	A	B	気虚、血虚、腎虚
C	B	A	気虚、血虚、腎虚
C	B	B	気虚、血虚、腎虚
C	C	A	気虚、血虚、腎虚
C	C	B	気虚、血虚、腎虚
D	―	―	気滞（肝気鬱結）
E	―	―	重度の瘀血、血虚、腎虚、気滞（肝気鬱結）

❷血虚

□貧血がある
□生理の量が少ないときがある
□生理の期間が短い（3日以下で生理が終わる）ときがある

❸腎虚

□10～20代に比べて生理の量が減った、または、閉経に近いといわれた
□10～20代に比べて生理の期間が短くなった、または、生理周期が短くなった
□ここ1～2年のあいだに更年期のような症状（汗が突然出る、体が熱くなる、いままでになかった原因の思い当たらない情緒不安定や倦怠感など）が出た

❹気滞（肝気鬱結）

□ストレスに弱い、または、現在強いストレスを抱えている
□喉のつかえや、胸やお腹が張る感じがある
□感情が乱れやすく、生理前にとくにひどくなる

❺瘀血

□生理のときにレバー状の経血の塊が出ることが多い、経血の色がどす黒い
□生理のときはいつも経血の量が多い
□足先が冷える

❻熱証

□喉が渇き、水分を多くとってしまう（睡眠薬や安定剤を常用している方は、薬の副作用の可能性が高いので、該当してもチェックしないでください）
□経血の量が異常に多い（夜用のナプキンでも漏れてしまうくらい多い）
□舌の苔の色が黄色で厚め

質問は以上です。いくつチェックがついたでしょうか。
❶～❻のそれぞれ3つの質問の中で1つでも当てはまる項目があれば、その体質をもっていると判断します。2つ以上チェックが入ると、その体質が不妊症に影響している可能性が高いです。

6つの体質のうち、チェックが1つ以上ついたものが複数ある場合は、一番チェックの数が多いものがメインの体質と考えます。複数の体質のチェック数が同数で並んだ場合、すべて自分の体質と見なします。たとえば、5つの体質にチェックがそれぞれ1項目ずつついた場合は、5つの軽度な体質をもっていると考えます。

もし1つもチェックが入らなかったら、問診でわかる範囲では漢方的体質の問題はないと考えます。1つ目の基礎体温での診断でも「問題なし」になった場合はとくに、漢方的な問題はない可能性が高いです。

3 総合的に体質を診断する

あなたに漢方的な不妊体質があるかどうかは、1の基礎体温から調べた漢方体質と2の問診から調べた漢方体質の2つを合わせて考えます。

2つのうち優先すべきなのは、1つ目の基礎体温から診断した漢方体質です。**基礎体温がいずれかの漢方体質に該当していれば、その体質が不妊に影響している可能性が高い**です。さらに細かく体質を知るために、2つ目の漢方体質チェックで問診をおこない漢方体質を絞り込みます。具体的には、つぎのように判断します。

❶基礎体温から出した漢方体質が、問診による漢方体質の結果と一致した

1つ目の基礎体温による診断で問題があった人は、6つのうちどれかの漢方体質に当てはまります。さらにそのタイプが2つ目の問診による漢方体質と一致した場合、それが自分のメインの体質と考えます。4章で紹介している該当する体質の養生法を実践しましょう。

2つの診断で一致した体質が複数ある場合は、問診による漢方体質チェックでチェックした数が多いものがメインの体質になります。その体質の養生法はできるだけ実践してみてください。

- **基礎体温による診断で、漢方体質が「気虚」「血虚」「腎虚」になった**
- **問診による漢方体質チェックで「瘀血」と「血虚」に1つずつチェックがついた**

たとえばこの例の場合は「血虚」がメインの体質です。「瘀血」の体質も少しはあると思います。そのため、血虚の養生法を実践します。可能であれば、瘀血の養生法を追加してもよいでしょう。

❷基礎体温が正常だった

基礎体温で診断した結果、「問題なし（正常）」になった場合、漢方的な不妊原因がある可能性は低いか、あるいは、あっても軽度の可能性が高いです。

ただし、例外があります。「瘀血」タイプの中には、基礎体温が正常か低い人がたまにいます。たとえば、子宮筋腫は基礎体温ではわからない疾患ですが、子宮筋腫は漢方の体質としては瘀血なのです。そして、子宮筋腫は不妊症の原因になりえます。

基礎体温が正常でも、問診による漢方体質チェックで瘀血が2つ以上該当するなら、瘀血の体質が強く、それが不妊の原因となっている可能性があります。そういう方は、瘀血の養生法を実践しましょう。

瘀血以外の体質の方で、基礎体温は正常なものの、問診による漢方体質チェックでチェックが2つ以上ついた体質があった場合は、その体質はもっているけれどもそれが不妊の原因となっていない場合もあるということです。そのため、養生法を実践するのはよいですが、漢方薬が必要になるかどうかはわかりません。このようなタイプの人は、一度漢方薬局で相談してみてもよいでしょう。

基礎体温でも問診でも正常だった人は、漢方的な不妊原因がある可能性は低いということです。それなのに何年も不妊が続いている人は、この2つのチェックではわからない原因がある、あるいは男性側に原因がある可能性もあります。もしまだ病院に通っていない場合は、一度専門の病院で男女ともに検査を受けてみることをおすすめします。

日常的なケアとしては、4章の「基本の養生法」をおこなってください。

❸基礎体温の漢方体質が、問診による漢方体質チェックの結果と一致しない

1つ目の基礎体温による診断で出た漢方体質が、2つ目の問診による漢方体質とまったく異なる場合は、基礎体温の読み方や問診による漢方体質チェックの判断に誤りがあったか、例外的なケースである可能性もあります。ご自身で判断するのはむずかしいので、信頼できる漢方薬局で一度相談してみることをおすすめします。

また、**カバーと192ページのQRコードから薬局のLINE公式アカウントに登録していただくと、本を購入された方限定で、さらに不妊治療に関する理解が深まる記事をご覧いただけます。**記事を読むためのパスワードは「taisitu-kiso」です。

男性不妊13年目、漢方で自然妊娠 流産止めで無事出産

30代・治療歴13年

1度目の体外受精のとき、精子から酵素が出ておらず卵子に入り込めない受精障害があることがわかりました。2度目の体外受精の前に、卵子や子宮、精子の状態を改善するために漢方を始めました。

2度目は半分の卵子を顕微授精し、数個が胚盤胞まで育ちました。ところが、漢方を飲みながら移植を待つ間に自然妊娠したのです。そのときは流産してしまいましたが、顕微授精しか道がなかったわたしたちに自然妊娠できるという光が見えました。

主人にもうしばらく漢方薬を飲んでもらい、今度は漢方薬のみの不妊治療を続けていたところ、再び自然妊娠できたのです。今回は流産止めの漢方を出していただいて、安定期に入りました。

子どもが欲しいと思い続けて13年、おかげさまでようやく授かることができました。本当にありがとうございました。

漢方治療について

最初に相談に来られた際、奥様の不妊の度合いは軽く、ご主人のほうに問題があると感じました。

漢方を始めて最初の体外受精で、奥様は16個採卵。しかし、ご主人は精子の状態は改善されたものの、ふりかけ法では1つも卵子の中に入れませんでした。

精子の酵素分泌の改善まではむずかしいかと思っていた矢先、自然妊娠したと聞き、正直驚きました。そのときは流産してしまいましたが、漢方再開後にまた自然妊娠したと聞き、前回の妊娠も偶然ではなかったと生命の神秘を感じました。その後、出産の報告を受けました。本当によかったです。

用いた漢方薬

奥様には桂枝茯苓丸《けいしぶくりょうがん》、ご主人には清暑益気湯《せいしょえっきとう》や、補中益気湯《ほちゅうえっきとう》、六味地黄丸《ろくみじおうがん》などを用いました。妊娠後は流産止め（安胎薬）を飲んでいただきました。

第4章

「養生法」で妊娠しやすい体質に変わる

妊娠しやすい体をつくるための3つの養生法

妊娠しやすい体をつくるためには、まずは自分の体調をよくすることが大切です。**夜ふかしやストレス、暴飲暴食で体も心も疲れているのに、卵子や子宮の状態だけはいい、なんてことはない**のです。

ここでは、わたしが自分の薬局で不妊に悩む方々に実践していただいている養生法を紹介します。**養生法といっても特別なことではなく、食事や運動、睡眠など、ふだんの生活でできることばかり**です。ただ、いままでよりも意識をして、体と心をベストな状態にするために取り組んでいただきたいのです。

妊娠体質になるための養生法には大きく分けて3つあります。

- **妊娠を望む人はみな実践していただきたい「基本の養生法」**
- **漢方体質を改善し、漢方薬の手助けをしてくれる「漢方体質別の養生法」**
- **不妊に関係する病気をもつ人のための「病気を悪化させないための養生法」**

1つ目は、**赤ちゃんを授かりたいと思うなら必ず実践していただきたい、必須の養生法**と考えてください。2つ目や3つ目は、該当するものを基本の養生法にさらに加えます。婦人科系疾患のない人は基本の養生法と漢方体質別の養生法、婦人科系疾患のある人は3つすべての養生法を実践していただくということです。

ただし実際は、わたしの漢方薬局に相談に来られた方に、基本の養生法だけをおすすめする場合もあります。なぜかというと、**養生法は続けなければ効果が期待できず、体質改善につながらない**ものだからです。やることが多くて続けられそうもないのであれば、基本の養生法だけを長く続けたほうがよい結果につながります。まず基本の養生法を実践し、できそうならほかの養生法も取り入れて、継続してください。

赤ちゃんがほしい人に必ずおこなってほしい基本の養生法

妊活中のみなさん全員に実践していただきたい養生法は7つあります。これらは、わたしの長年の経験から、「これを実行するとよい」と実感しているものです。くり返しになりますが、**これらは基本の養生法なので、ほかの養生法ができなくても、こ**

の7つはできるだけ毎日続けてください。

すでに実践している人には当たり前に思えるかもしれませんし、「体にいい生活習慣」としてよく聞くものが多いでしょう。けれど、その「当たり前」を実践できているかどうかが大きな違いを生みます。**体を健康に保ち、妊娠しやすい体質にするには、慣れてしまえば意識すらしなくなるような習慣を毎日続ける**ことが欠かせないのです。

いま、自分が実践できているかチェックしながら、読んでみてください。

●毎日湯船につかる

シャワーで済ませずに湯船につかるのはとても重要なことです。湯船につかると、体をしっかりと温めることができますが、メリットはそれだけではありません。

お湯につかると全身の血行が均等によくなります。つまり血液がすみずみまで行き渡るということです。**血液が全身に行き渡れば、体のすみずみまで酸素と栄養素を届けることができます**。そして、体の末梢《まっしょう》にたまっている二酸化炭素や老廃物などの排泄もさかんになり、一つひとつの細胞がリセットされるのです。**体のあらゆる細胞をイキイキさせるためには、この毎日のリセットが必要**です。

さらに、漢方薬や病院で処方された薬を服用している人は、湯船につかって血行がよくなれば、体中にしっかりと薬の効果を行き渡らせることができます。

「お風呂に入るなんて当たり前」と思うかもしれませんが、大切なことです。自分が心地よいと感じる温度や入浴時間でかまいませんので、ぜひ毎日続けてください。

●朝ごはんに味噌汁を飲む

「朝、味噌汁を飲む」というのは、すべての体質の方におすすめしたい食養生です。朝はパン食の人も多いと思いますが、できるだけ工夫をして取り入れてみてください。

女性は年齢を重ねると必ず閉経を迎えます。閉経を漢方的に解釈すると、「出す血がなくなった状態」と考えられます。それなら閉経した人は貧血なのかというと、もちろんそうではありません。では、「血がなくなる」の「血」とはなんでしょうか。

答えは「女性ホルモン」です。先ほどの「血」の代わりに「女性ホルモン」という言葉を入れるとしっくりきます。「女性ホルモンがなくなると閉経する」、つまり**閉経は、女性ホルモンの分泌が減少することで起きるもの**ということです。閉経の定義は1年以上月経がないこととされていますが、月経がないということは女性ホルモンが

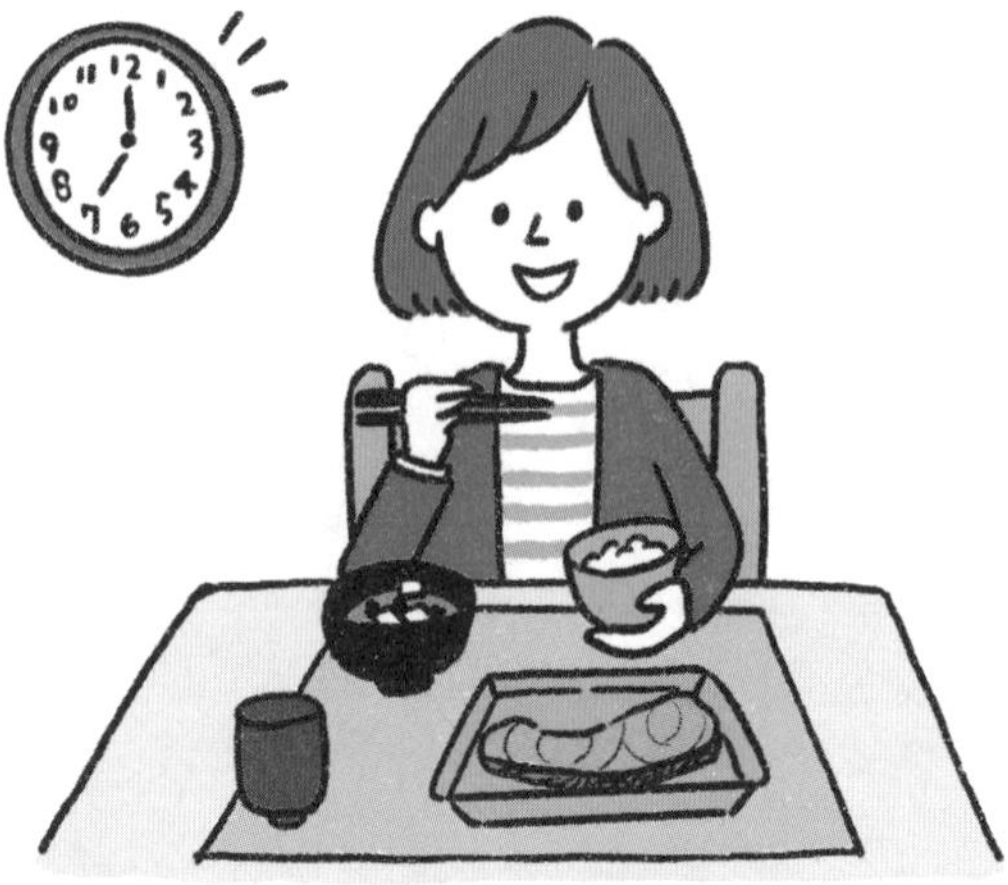

それ以前よりも減っているということです。

漢方的にいうと、女性ホルモンが減っている状態は「血虚《けっきょ》」です。**女性は年齢を重ねるうちに、だれもが少しずつ血虚になっていく**のです。

味噌汁の主成分は大豆ですが、**大豆は漢方的には血《けつ》を補う作用（補血作用）があります**。ただし食べ物なので、その効果は穏やかです。年齢とともにゆっくりと進む血虚に対しては、大豆の穏やかな補血作用がちょうどいいのです。また、味噌は発酵食品です。基本的に発酵した食べ物は「温《おん》性《せい》」、つまり体を温める性質に変わります。つまり**味噌汁は、体を温める作用と穏やかな補血作用のある食べ物**なのです。

味噌汁は温かくして飲むので、朝の味噌汁は一日の始まりに体を内側から温めるとてもよい食養生なのです。朝に味噌汁をつくる余裕がない人は昼や夜でもかまいませんが、**ふだん体を冷やす生活をしている人には朝の味噌汁をおすすめ**します。

味噌汁に入れる具材に決まりはありません。あえていえば、いろいろな色やいろいろな味の具材を入れられるといいですが、**いつも冷蔵庫にある自分が食べ慣れた食材でかまいません**。顆粒出汁を使っている人はわざわざ出汁をとらなくてもいいですし、あらかじめカットされた冷凍野菜などを活用すれば包丁を使わなくてもつくれます。ふだん味噌汁をつくっていない人は具材と味噌をお湯で溶くだけのインスタントから始めてもよいでしょう。毎日続けることが大事なので、がんばりすぎず、続けやすい方法をみつけてください。

●栄養バランスのよい食事をとる

栄養バランスのよい食事を食べることを意識しましょう。これも当たり前のことと思われるかもしれませんが、**食事の栄養バランスをよくすることは食養生を考えるうえで欠かせない大原則**です。

なぜ栄養のバランスを考えて食べることが大事なのか、家の建築にたとえて考えてみましょう。家を建てるには、現場で作業をする人（大工）、作業をする人に指示する人（現場監督）、そして家の材料（建材）が必要です。いい家を建てるためには、この3つのどれも欠かせません。どんなに大工の腕がよく、現場監督の指示が的確でも、建材が不足していれば、窓や柱が足りない家ができあがってしまうのです。

大工が体をつくるしくみ、現場監督が漢方薬とした場合、建材にあたるのが食べ物です。**食べ物の栄養が不足したりかたよったりすると、体にも不具合が起きます**。ですから、健康な体をつくるには、栄養のバランスを考えて食べることが大切なのです。

栄養のバランスをとることが大切ですから、ダイエットのために炭水化物や肉、油などを極端に避けるのはおすすめしません。ご飯もの、肉または魚、野菜、さらに汁物を用意してバランスよく食べましょう。「一日30品目」など、がんばりすぎる必要はありませんが、先ほどの味噌汁の具材と同じように、いろいろな色のもの、いろいろな味のものを食べるとよいでしょう。

●フレッシュなものを食べる

食事の栄養バランスをとることと同じくらい、わたしが妊娠しやすい体質づくりの基本と考えているのは食べ物の新鮮さです。**できるだけ、鮮度のよいものを食べるようにしてほしいのです**。

高齢での妊娠を希望する人にとって大切なのは、できるだけ体（とくに卵巣機能）の老化を遅らせることです。1章でもお話ししたように、女性は生まれたときにはすでに卵胞《らんぽう》（卵子の袋）をもっており、その数は年々減っていきます。卵胞の残数を増やすことはできませんし、卵子を若返らせることもできません。そのため、できるだけ体と卵子の老化を早めないようにすることが、もっとも重要なのです。

体が老化するということは体がさびる（酸化する）ということでもあります。新鮮なものは鮮度の落ちたものに比べて酸化していません。また、東洋医学的に考えると、**鮮度のいい食べ物には気（生命力）があります**。**いっぽう、時間が経過したものには血《けつ》（栄養）はあっても気（生命力）はありません**。1つ例を挙げると、鮮度のいいサバには血（栄養）も気（生命力）も残っていますが、サバの缶詰には血（栄養）はあっても、気（生命力）は残っていないのです。ここではサバを例として挙げましたが、どんな食べ物でも基本的には同じように考えます。

妊娠は、新たな生命を宿すものです。**新しい生命を宿すために生命力のあるものを**

食べる、それが大事だとわたしは考えています。

鮮度のよい食材を取り入れるだけでなく、**時間の経過した揚げ物や総菜などは極力買わないようにする、どうしても食べたいときは、自分でつくるか、つくりたてのものを食べられるお店に食べに行く**。こういう意識も大事だとわたしは思っています。

また、緑黄色野菜に代表されるように野菜には抗酸化作用（老化防止のはたらき）があるものが多いので、とくに新鮮な野菜はおすすめです。ただし、栄養バランスが大事なので、緑黄色野菜ばかり食べるなど、かたよった食べ方はやめましょう。

●冷たいものや南国のフルーツを控える

食事は、栄養のバランスを考えてかたよりなく食べていただきたいのですが、なかには避けたほうがよい食べ物もあります。

まず、**冷蔵庫から出したばかりの食べ物やアイスは、体を冷やすので極力控えましょう**。とくに胃腸を冷やすのはよくありません。胃腸は、漢方でいう五臓六腑《ごぞうろっぷ》の中の「脾《ひ》」に近いはたらきがありますが、漢方では脾は体の土台になるものと考えます。**胃腸のはたらきが悪いと健康な体をつくることはできない**のです。

また、**南国のフルーツ（たとえばバナナやマンゴー）は漢方的には体を冷やします**。実際、わたしがいままで相談を受けた方々をチェックすると、南国のフルーツが合わない方のほうが多いのです。

どの女性も南国のフルーツを避けたほうがいいのかというと、もちろん一概にはいえません。日本でも、沖縄に住んでいる女性は南国のフルーツを食べても大丈夫かもしれませんし、暑がり（漢方的には熱証《ねっしょう》）の体質の人は問題ない場合もあります。実際には人によって異なるけれど、一般的には避けたほうが無難ということです。

●遠い土地でできたものを食べない

漢方の食養生の大原則の1つに、「身土不二《しんどふじ》」という考え方があります。**身土不二はおおまかにいうと、「その土地（地元）で、その季節にとれたもの（旬のもの）を食べるのが健康によい」という考え方**です。実際にはもっと細かい定義があるのですが、日々実践するためにはおおまかな前提を理解していただければ大丈夫です。「どこまでが地元なの？」と疑問に思う方もいるかもしれませんが、細かく考えず、「できるだけ地元産、国産」と考えればよいでしょう。

むしろ、わたしが大事だと思うのは、身土不二をベースにした**「遠くの土地でできたもの（いままで食べ慣れていない外国産のもの）を食べない」**という考え方です。先ほどの「南国のフルーツを避ける」にも通ずるところがあります。

具体的な例をお話ししましょう。以前、漢方相談に来られていた方に、突然、皮膚アレルギーのような症状が出たことがありました。突然体がおかしくなったので、ご本人はとても不安を感じていました。そこで、その時期にどんな生活をしていたのか聞いたところ、症状が出始めた時期の少し前から雑穀米を食べ始めたというのです。その雑穀米には、麦や稗《ひえ》や粟《あわ》以外にアマランサスという南米原産の穀類が入っていました。そのため、アマランサスの影響を受けた可能性があると考え、日本でよく見かける雑穀だけが入っているものに変えてもらったら、数日後に症状が消えたのです。

また、別の方も、あるときから調子を崩されたことがありました。お話をよくうかがったところ、ココナッツオイルを使い始めた時期と体調が乱れた時期が一致したため、ココナッツオイルをやめてもらったら調子が回復したのです。

「海外のセレブも愛用しているスーパーフード！」など、**目新しいものは魅力的に見え、自分にもなにかいいことが起こるのではないかと期待してしまいますが、実際に**

はいいことばかりがあるわけではないのです。

食べ慣れていないものは食べないという視点で食生活を見直してみると、さまざまな健康食品やブームになっている食べ物など、どれが試してみてもよく、どれはやめたほうがよさそうなのか、判断基準ができます。

では、食べ慣れないもの、外国産のものは絶対に食べないほうがいいのかというと、もちろん絶対ではありません。食べても問題ない人もいるでしょう。ただ、**妊娠しやすい体質をつくるには、体を健康に保つことと同じくらい、「不調を起こしそうなものを避ける」という守りの姿勢も大切**なのです。日ごろ食べ慣れている食材では奇跡のようなことは起こりませんが、原因不明の不調も起きにくいのです。そのため、わたしは「日本で昔から食べられているものがよい」とみなさんにお伝えしています。

●夜10時までに寝るようにする

これもよくいわれることなので、「わかっているけど、早寝するのはなかなかむずかしい」と思う方もいるでしょう。それでもここであえてお伝えするのは、漢方薬局に来られた多くの女性たちの体調を長年チェックしてきて、**夜10時までに寝ると調子**

がよくなる方がもっとも多いと実感しているからです。

「仕事が忙しくて、夜10時に寝るなんて無理！」という方は、毎日の生活リズムを工夫して、遅くとも午前0時までには必ず寝るようにしてください。

以上が基本の養生法ですが、養生法というと冷え対策を思い浮かべる人も多いと思います。「冷え症」は冷えによって不快感を感じる状態のことですが、冷え症があると、「体を温めなくちゃ」とお腹や腰にカイロを貼ったりする人もいます。けれど、じつは温めればだれでも冷え症が改善されるわけではないのです。

冷え症がある方は基礎体温をチェックしてみましょう。低温期の基礎体温が36℃未満の人は低体温で、それが不妊原因になっている可能性があります。いっぽう、基礎体温が正常なら冷え症が直接の不妊原因とは考えにくいです。こういう人は瘀血《おけつ》や気《き》滞《たい》（肝気鬱結《かんきうっけつ》）の体質をもっていることが多く、結果として血のめぐりが悪くなり、体内の熱がすみずみにまで届いていない可能性があります。

同じように冷え症がある人でも、タイプによって対処法が異なるので、気になる方は漢方体質をチェックしてみましょう。

漢方体質を改善するための養生法

ここからは不妊に関係しやすい6つの体質別の養生法を紹介します。3章の漢方体質チェックで当てはまった体質のものは、できるだけ実行しましょう。あれもこれもやりきれないという人は、もっともチェックの数が多かった体質の養生法を継続的におこなってください。

●気虚の養生法

気虚《ききょ》は**エネルギー不足で、体の機能が低下した状態**です。このエネルギー不足は、オーバーワークや、食べ物から「気」をつくり出す「脾」の機能（胃腸のはたらきに近い機能）が弱まっていること、汗のかきすぎなどが原因のことが多いです。

そのため、やりすぎに気をつけて適度に運動をする（おすすめは歩くこと）、適度に休息をとる、夜ふかしをせず早寝早起きを心がけ十分な睡眠をとる、といった**エネルギーを消耗せずに体力を養う習慣**を実践しましょう。当たり前のことばかりですが、継続は力なり。とにかく、ゆっくりでも確実に続けていくことが養生になります。

食事に関しては、気をつくり出す「脾」のはたらきを高めることが基本です。脾のはたらきを高める食べ物は、**噛むと甘くなる食べ物（穀類、イモ類）**です。ですから、穀類を中心にバランスよく食べるようにしましょう。

穀類が甘く感じられるまで、よく噛んで食べるのがポイントです。そして、**食べすぎないことも大切**です。油っこいものや冷たいもの、生ものの食べすぎは「脾」のはたらきを低下させるので、できるだけ避けましょう。

●血虚の養生法

血虚《けっきょ》は、おもに**女性ホルモンの不足やはたらきの低下、貧血、栄養不良**などをあらわしています。血虚は食養生が中心になりますので、毎日の食事を見直しましょう。

納豆や豆腐、味噌など、昔から日本人が食べてきた大豆製品をとることが効果的かつ安全でおすすめです。また、鶏卵もよいですし、貧血がある場合は、赤身のお肉やレバー、ハツ（心臓）など鉄分を含む食べ物、肉類が苦手なら赤身の魚（マグロ、カツオ）、プルーン、干しぶどうなどを意識してとりましょう。プルーンは身土不二の原則からいえば食べないほうがいいものなのですが、わたしの経験上、合わない人が少ないと感じています。ただし、プルーンが嫌いな方は合わないということなので、とらないほうがよいでしょう。

● **腎虚の養生法**

漢方では、**老化にともなう体の機能低下**を腎虚《じんきょ》といいます。腎虚の人は、**よく噛んで食べる、ゆっくりでもいいので毎日歩く（適度な運動をする）、適度に休息をとる**といったことを心がけましょう。また、不妊に関しては、腎虚の人も血虚の養生法をおこなうのがおすすめです。

腎虚の人はとくに、「バランスのとれた食事をとる」「できるだけ鮮度のいいものを食べる」という基本の食養生が大切になります。**カップラーメンなどのインスタント食品や揚げ物、時間が経った（酸化した）総菜などは極力控えましょう**。

● **気滞（肝気鬱結）の養生法**

気滞《きたい》は、**気（エネルギー）の滞った状態**です。気滞が精神や情緒に影響したものを肝《かん》気《き》鬱《うっ》結《けつ》といいます。気滞（肝気鬱結）の場合、**気分を発散させることが重要**です。**早朝のストレッチ**はだれがやっても一定の効果があるでしょう。そのほかは、なにをすると気分が発散できるかは人それぞれなので、一概に「これ」とはいえません。運動して発散する人もいれば、人と話をすることで発散できる人もいます。大事なことは、理屈ではなく**実際にやってみて「スッキリした」「気分が楽になった」と実感できるかどうか**です。

また、シソや大葉、ハッカ、かんきつ類、ジャスミンティーなど、香りのあるものがおすすめです。**好きな香りのものを、食事やお茶で取り入れる**のがよいでしょう。

●瘀血の養生法

瘀《お》血《けつ》は**血液が滞り、血の流れが悪くなった状態**です。瘀血の方にとっては、ウォーキングは大事な養生法です。できれば**1日に20分以上、なにも持たずに休まず歩く**。それを**週4回以上続ける**ことが血行改善のためには望ましいです。

また、すべてのタイプに共通する、**毎日（夏でも）湯船につかる**という習慣は、瘀血の人にはとくに重要な養生法です。

瘀血でも人によって異なりますが、基本的には、**油物を控え、小松菜やほうれん草など緑の濃い葉物野菜、海藻類を積極的にとる**ことをおすすめします。ただし、甲状《こうじょう》腺《せん》機能に問題がある人は、海藻類は避けましょう。

●熱証の養生法

熱証《ねっしょう》は**体に熱が過剰にある状態**です。興奮しやすい人はとくに、**ゆっくり食事をとる、ゆっくりお風呂に入るなど、ゆったりとした生活を送る**ことが養生になります。

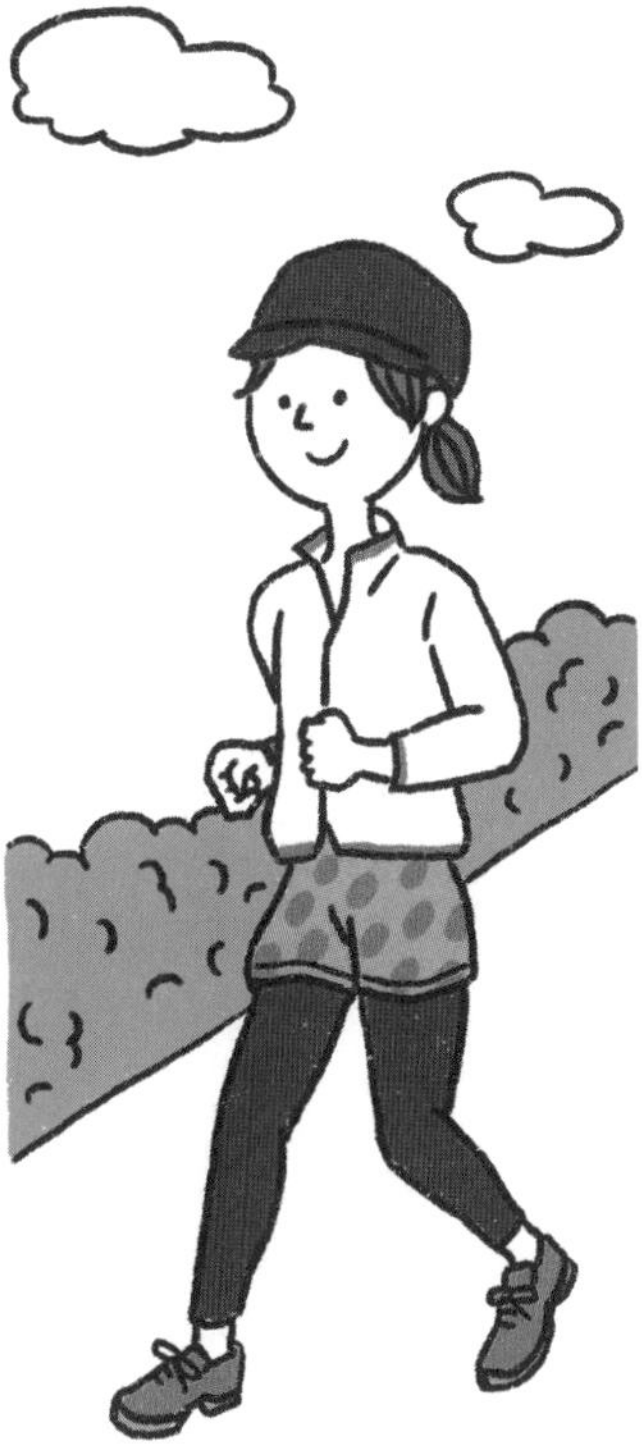

なお、病院のホルモン剤によって基礎体温が徐々に上昇してきた人は、病気ではないので特別な養生法はありません。

熱証は体に熱がある状態ですから、**緑の濃い葉物野菜や夏野菜などの体を冷やす食べ物や、緑茶などの苦みのある飲み物**を多めにとり、体の熱を増やすものを控えるのが食養生の原則です。**辛いものや油っこいもの、お酒の飲みすぎは、体の中の熱をこもりやすくするため、控えましょう**。なお、苦みがあるものの中でも、コーヒーは人によっては合わないことがあるので、ふだん飲まない人は無理をして飲まず、よく飲む人も飲みすぎないように注意したほうがいいでしょう。

婦人科系疾患を悪化させないための養生法

ここでは、婦人科系疾患がある方に向けて、自分でできる養生法を紹介します。**病院で診断を受けたら、基本の養生法と漢方体質別の養生法に追加して取り入れてみてください**。婦人科系疾患は食養生が大切なものが多いので、とくに食事を見直してみましょう。なお、これらは病気を悪化させないための養生法ですが、手術や西洋医学の治療を必要とするものは、もちろん養生法だけで改善させることはできません。また、体質改善のためには、養生法だけでなく漢方薬も併用するほうが望ましいです。

●婦人科系疾患全般

婦人科系の病気がある人は、**乳製品（牛乳、ヨーグルト、生クリームなど）は極力控えましょう**。たまに食べるくらいならば問題ありませんが、毎日習慣的に摂取するのは控えてください。

●多嚢胞性卵巣症候群（PCOS）

多嚢胞性《たのうほうせい》卵巣症候群（↓P.174）の養生法は食養生がメインです。これから紹介する食養生は、ハーバード大学の調査にもとづいた『妊娠しやすい食生活』（マグロウヒル・エデュケーション）にくわしく書かれています。この本に書かれている重要なポイントと、それに対応する養生法はつぎの通りです。

まず、**急激に血糖値を上げる食生活は避けたほうがよい**とされています。そのため、お菓子を控える、精製された小麦は控える（パスタやパンだけの食事は避ける）、食事の最初に野菜を食べるか、ほかのものと野菜をいっしょに食べる、白米は具だくさんの味噌汁を飲みながら食べる、といった食養生がおすすめです。

油に関しては、**トランス脂肪酸を多く含む食べ物は食べないほうがよい**といわれています。マーガリンやショートニング（ファーストフード店の揚げ油や大量生産のクッキーや菓子パンに使われる油）をなるべくとらないことが重要です。

また、**動物性タンパク質（なかでも肉類）を食べすぎないほうがよい**とされています。そのため、動物性タンパク質（肉）の摂取を減らし、植物性タンパク質（大豆類）の摂取を増やすことが基本です。いっぽう、魚や卵は体に悪い影響を与えず、メリットが大きいです。そのため、メインのおかずは肉と魚を交互にする、緑の濃い野菜をとる、毎日、味噌、豆腐、納豆、油揚げ、煮豆など大豆を使った副菜を食べる、といったことを実践しましょう。

●子宮内膜症（チョコレート嚢胞《のうほう》、子宮腺筋《せんきん》症）

子宮内膜症（↓P.178、P.183）も多嚢胞性卵巣症候群とほぼ同様のことがいえます。甘いものや精製した小麦製品は控えて全粒粉のパンなどを食べる、白米を食べるときは必ず食物繊維の多い食事にする（具だくさんの味噌汁といっしょに食べる）、マーガリンや市販の洋菓子、ファーストフードの利用は極力控える、肉と魚は交互にする、毎日大豆類のおかずを食べるなどを実践してみてください。

●甲状腺疾患（機能亢進症、機能低下症）

甲状腺《こうじょうせん》疾患の方は海藻類をとらないほうがよいでしょう。病院によっては甲状腺の疾患がある人でも海藻類を食べて問題ないとしているところもありますが、甲状腺機能亢進症《こうしんしょう》（バセドウ病↓P.１８８）の人も甲状腺機能低下症（橋本病↓P.１８９）の人も海藻類は控えたほうがよいとわたしは考えています。

●早発閉経

早発閉経（↓P.177）の方は卵を1日に1個は食べましょう。近年、卵巣年齢（残卵数の指標）をあらわす抗ミュラー管ホルモン（ＡＭＨ）がコレステロール値と関係があることがわかってきました。コレステロール値が高い人は抗ミュラー管ホルモンも高い傾向があるとされているのです。つまり、コレステロール値を少し高めに維持したほうが、抗ミュラー管ホルモンが下がりにくい可能性があるということです。

鶏卵にはコレステロールが豊富に含まれているのでおすすめです。ただし、コレステロール値が高すぎる人や卵アレルギーの人はもちろん、卵が苦手な人は、きっと卵が合わないので無理をしてとる必要はありません。

●自律神経失調症

自律神経失調症は、ストレスが引き金となって発症する場合と、ストレスを与えるものに心あたりがないのになってしまう場合があります。

ストレスになるものに心あたりがない場合は、**早起きを心がけ、朝起きる時間と夜寝る時間、食事の時間を一定にし、毎日同じリズムで過ごして体のリズムを整える**ようにしましょう。体のリズムは起きる時間（日の光を浴びる時間）や食事の時間でコントロールされているため、それらの時間を一定にすることが養生になります。寝る時間は、決めたとしても寝つくことができないこともありますが、起きる時間は自分で決めて実践することができます。朝どんなに眠くてもがんばって起きるようにすると、やがて体が疲れて夜眠くなってきます。そうなるまで続けることが大切です。

ストレスが原因で発症した場合は、**生活リズムを整えたうえで、日々たまっていくストレスをできるだけその日のうちに発散する**ことが大切です。発散方法は人それぞれですので、あなたなりの方法をみつけましょう。これについては、漢方の気滞（肝気鬱結）の養生法（↓P.123）とほぼ一致します。

なお、高プロラクチン血症、卵胞期短縮症、黄体《おうたい》機能不全、子宮筋腫、卵管閉塞《へいそく》、不育症には、個別の養生法がありません。

これらは、理論的には養生法が考えられても、実際、これまでに効果を実感したことがないもの、あるいは人によって大きく異なるものです。これらの疾患がある方は、基本の養生法と、当てはまる漢方体質の養生法を継続しておこなってください。

養生法をコツコツ続けることで妊娠力が高まる

ここまで、わたしがおすすめしている養生法についてお話ししてきました。いままでにも聞いたことがある、当たり前のことばかりだったと思います。「こんな基本的なことで本当に妊娠しやすくなるの?」と思われた方もいるかもしれません。

実際、この養生法だけで短期間でびっくりするほど変わる人はあまりいないでしょう。**養生法は治療を助けるとても重要なものですが、やはり治療ではない**のです。ただ、わたしのこれまでの経験上、**養生法を確実にコツコツ実践した方は間違いなく体調がよくなっていきます**。

ここで、「妊娠しやすい体」とはどんな体なのか確認してみましょう。

妊娠するためには、まず体の状態を改善して、その結果、卵巣のはたらきがよくなることが必要です。そして、卵巣の中にある卵胞がしっかりと育ち、さらにまたその中にある卵子が質のよい状態で排卵されることが望ましいのです。そうしてはじめて、卵子が精子と出会って受精し、順調に育ち、子宮に着床できるのです。

受精卵を迎え入れた子宮は、子宮内膜を厚く保ち、赤ちゃんとして無事に誕生するまで胎児を守り育てます。胎盤を通して胎児に栄養と酸素を十分に送り届けるためには、全身の血流をよくすることが大切です。

だからこそ、**赤ちゃんを望む人は、卵巣や子宮、女性ホルモンばかりを意識するのではなく、体全体の調子をよくすることがなによりも大切**なのです。

養生法を実践してもすぐに効果を実感できることは少ないですが、それでもじっくりコツコツ続けてください。高齢での妊娠を望む人は、「じっくりコツコツなんて、やっている時間はない」と思うかもしれません。それでも、最初は遠回りのように感じても、長い目で見ていくと明らかに違いが出ます。また、養生法は、漢方治療を受けたときに漢方薬の効果が出やすくなるような手助けもしてくれます。

養生法は、スキンケアのようなものです。肌の手入れをしても、すぐに大きな違いを実感することは少ないかもしれません。けれど、5年、10年と続けた人となにもしなかった人とでは、肌つやに違いが出ます。養生法も同じです。知っていることを実践するか、知っているだけでなにもしないか、そこで大きな差が出るのです。

養生法をコツコツと続け、意識すらしない毎日の生活習慣になったときに、「そういえば、以前は気になっていた不調が最近は出ていないな」と気づくことがあります。時間をかけて改善された体は、簡単にはもとに戻りません。そうやって時間をかけて確実に体質を改善することが、1章でお話ししたハンググライダーの飛行距離（妊娠可能な年齢）を長くし、妊娠しやすい体をつくることにつながります。

早発閉経でも妊娠でき、無事に出産しました！

30代・治療歴7年

子宮内膜症で卵巣の手術を2回おこなったあと、卵胞が育たなくなってしまいました。病院へ通っても治療さえできない周期が続くことがほとんどでした。そこで、谷先生をご紹介いただき、出された漢方薬を信じて飲み続け、妊娠できました。

病院で薬を飲んでも十分に卵胞が育たず、自然周期で様子をみて、運よく卵胞が育ったら採卵・移植するというくり返しでした。そんななか、漢方の力はとても大きかったと思っています。先生がわたしに合った漢方を毎回真剣に考えて出してくれるので、信じて続けてきて本当によかったです。

トータル7年と不妊期間も長く、諦めそうになりましたが、先生は諦めずに励ましてくれました。つわりの時期も「しんどかったらおいで」と言っていただき、心強かったです。本当に感謝しています。ありがとうございました。

漢方治療について

この方はＡＭＨ（残卵数の指標となる抗ミュラー管ホルモン）が０・１ng／ml以下、ホルモン剤を使わない状態で卵胞刺激ホルモン（ＦＳＨ）の値が80mIU／ml以上のことが多く、早発閉経の状態でした。漢方薬に対しての感度はよく、漢方薬がうまく合っているときは卵胞刺激ホルモン（ＦＳＨ）の値が10〜20mIU／mlくらいまで下がっていました。

漢方治療を始めて1年弱で妊娠したのですが、残念ながら流産してしまいました。仕切り直しで漢方と並行して早発閉経に強い病院に通い、約1年半で妊娠し、無事出産。本当によかったです。

用いた漢方薬

試行錯誤を重ね、状態に応じて補血作用のある四《し》物湯《もつとう》や更年期の症状を改善する漢方など、2年ほどさまざまな漢方薬を用いました。

第5章

あなたに合った妊活法をみつけましょう

「自分に合った妊活法」をみつけるために大切なこと

「いまの治療が、自分に合っているのかわからない……」

「本当にいつか妊娠できるの？　いったい、いつまでこの治療を続ければいいの？」

妊活をするなかで、こんなふうに何度か不安になってしまうこともあるでしょう。

妊娠が成立するにはいくつかのステップが必要ですし、受精卵という小さな命の力に頼るところもあります。マラソンの実況中継のように、**どこまで進んでいるか、あとどのくらいでゴールにたどり着けるか、はっきりとわかるわけではありません**。

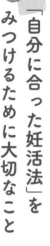

また、「友人がこのサプリメントを飲んで妊娠した」「あの病院で芸能人が妊娠したらしい」といった話を聞いて、自分も試したほうがいいのではないか、転院したほうがいいのではないかと気持ちが揺れることもあると思います。

わたしは、漢方も西洋医学も、どちらも利用するのが妊娠への近道だと考えています。使えるものはできるだけ取り入れて最短距離を進んだほうが、お金も時間も必要以上にかけずに済むからです。だからといって、サプリメント、ハーブティー、鍼灸やマッサージなど……なにもかもいっぺんに取り入れるのはおすすめしません。手を出してすぎてしまうと、近道をしたつもりが遠回りになってしまうことがあるからです。ほかの人に合う方法があなたにも合うとは限らず、自分に合わない場合は体調が悪くなることもあるのです。

では、さまざまな妊活法とどのようにつき合っていけばいいのでしょうか。まずは、治療を続けるなかで、現在、**自分の体がどのような状態にあり、どういう方向に向かっているかを把握する**ことが大切です。そして、**新しい妊活法を試すなら、それが自分に合うものかどうかをチェックする**ことです。

そのために、**基礎体温と自覚症状の変化をチェックすることをおすすめします**。病院の検査ほど精密ではありませんが、この2つで現状把握とチェックができます。ただし、ここでご紹介するのは、自分でなにか新しい妊活法を取り入れたときのチェック方法です。**病院や漢方薬局で出された薬やサプリメントは、効果を実感できなくても独断でやめたりせず、必ず担当の先生に相談してください**。

この章では、基礎体温や自覚症状の変化をチェックをする方法と、サプリメントや健康法に対する考え方、病院や漢方薬局の選び方についてお話ししていきます。

「基礎体温の変化」から妊娠しやすくなっているかがわかる

わたしのところに相談に来る女性たちの基礎体温の変化を見ると、そのときの漢方治療がうまくいっているのか苦戦しているのか、ある程度推測することができます。

治療を始める前の基礎体温と始めてから一定期間が経過したあとの基礎体温を比べると、**よい方向に向かっているときは基礎体温が理想的なものに近づいていく**のです。

たとえば、つぎのような変化は、よい方向に向かっているサインです。

- 短かった高温期（12日未満）が長くなる
- 高温期の基礎体温が36・7℃未満だったのが36・7℃を超えるようになる
- 高温期の途中で36・7℃未満に下がることがなくなる
- 高温期の基礎体温が37℃以上あったのが、36・7～37℃のあいだに収まってくる
- 高温期の基礎体温の上がり下がり（ギザギザ）が減ってくる
- 低温期と高温期の差がなく一相だったのが、二相になる周期も出てくる

基礎体温がこのように変化した方は、その後、妊娠されることが多いのです。

もちろん、基礎体温が理想的になったからといってすべての方が妊娠するわけではありませんし、反対に、理想的にならなければ妊娠できないかというと、それも違います。ただ、**「基礎体温が理想に近づく」ということは、その漢方治療や養生法がその方に合っており、女性ホルモンのバランスがよくなっているということ**ですから、治療の進み具合を知る大きなバロメーターになります。

基礎体温の変化を見る際に気をつけるべきポイントが2つあります。

まず、**基礎体温を継続的に毎日測定する**ことです。基礎体温の変化をチェックするときは、数か月から1年くらい前の基礎体温と比較するとわかりやすいからです。

もう1つは、**加齢や薬などによる変化を考慮する**ことです。38歳くらいから、高温期が短くなったり低くなったり、グラフの線がギザギザになったりと、基礎体温が乱れることが増えてきます。また、病院でホルモン補充療法を始めると高温期の基礎体温が上がりやすくなりますし、仕事のストレスによりギザギザができることもあります。そういう要因を差し引いて考えないと、「なかなか理想的にならない」「ギザギザになったから、悪くなっているのでは?」と、あせってしまいます。

「自覚症状」が自分の体の変化を知るカギになる

自分の体の状態がよいほうに変化しているのか、悪いほうに変化しているのかを知る尺度はもう1つあります。それは**自覚症状の変化**です。

自覚症状とは、ふだんとは違う症状、不快な症状です。具体的には、生理痛や不正出血、貧血、便秘や下痢、むくみ、冷え症、頭痛、肩こり、不眠などです。自覚症状があったら、その症状が軽くなったのか、悪化したのか、その変化を数か月、半年、1年の単位で比べてみてください。「そういえば、以前は悩まされていた不快な症状が、なくなっている」と実感できるなら、体調がよくなっているサインです。

ここで、みなさんに覚えておいてほしいのは、**以前あった症状を忘れると、なにが改善されたのかわからなくなってしまう**、ということです。

たとえば、妊娠を希望しているものの更年期障害の症状がある方がいて、ホットフラッシュと、めまい、吐き気、喉の詰まり、さらに不眠症に悩んでいたとしましょう。最初の漢方薬でホットフラッシュの症状が消えると、つぎはめまいが気になります。

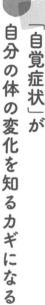

さらに、めまいの症状が消えると、今度は不眠が気になります。ホットフラッシュやめまいに比べ、不眠はすぐに結果が出ません。すると、そのころには前の2つの症状のことは忘れており、「漢方薬を飲んでもよくならない」というのです。「えっ、ホットフラッシュとめまいはよくなりましたよね？」といっても、ご本人はもう忘れています。そこで、最初に書いてもらった問診票を見せると納得されるのです。

これはひとりの方に限った話ではありません。だれにでも起こりうることですから、ふだんから自覚症状の変化を記録することが大事です。

漢方治療や妊活法を始める前の体の状態を記録しておけば、それらを始めて数か月経ったときの状態と比較できます。たとえば、漢方薬を飲み始める前は疲れやすかったのが飲み始めたら疲れにくくなった、または、以前は生理が3日間しか続かなかったのに4日間続く月が出てきたなど、**気になる症状がよくなってきているのであれば、体質が改善していて、その漢方薬が合っているといえます**。

記録すべきポイントをまとめた体調チェックシートをつぎのページに載せています。コピーして、数か月から半年に1回でよいので定期的に記入してみてください。

※コピーをして、数か月から半年に1回、
記入してみましょう。

現在の体調

- **疲労・倦怠感**　（すごく強い・少しある・あまりない）
- **食欲**　（ある・ない）
- **胃もたれ・胃痛**　（毎日ある・ときどきある・ない）
- **便秘**　（ある・　　　日に1回・ない）
- **下痢・軟便**　（ある・ない）
- **動悸・息切れ**　（ある・ない）
- **肩こり**　（ある・ない）
- **冷え症**　（ある・ない）

  部位　（全身・足・手・足先・手先　その他　　　　　　）
- **むくみ**　（ある・ない）

  部位　（全身・顔・足・手　その他　　　　　　）
- **不眠**　（ある・ない）

  ある場合は具体的に（寝入りが悪い・途中で起きる・早く起きる・熟睡感がない・その他　　　　　　）
- **貧血・更年期症状**

  （ホットフラッシュ・動悸・めまい・不安感・生理の不調）
- **加齢にともなって出てきた症状**

  （　　　　　　　　　　　　）

現在の病気の有無

- **病気**　（ある・ない）

  病名（　　　　　　　　　　　　）
- **服用している薬**（　　　　　　　　　　　　）
- **服用しているサプリメント**（　　　　　　　　　　　　）

その他、現在、体のことで気になっていること

____

____

体調チェックシート

日付　　　　年　　月　　日　　体重　　　kg

現在の生理の状況

- **生理の周期**　（　　　　　）日周期
- **生理の期間（日数）**　（　　　　）日間
  具体的に（経血の量が多いのは　　　　日間）
- **経血の量**　（多い・普通・少ない）
- **経血の塊**　（出る・出ない）
  出る場合の量（多い・普通・少ない）
- **生理痛**　（ある・ない）
  ある場合は痛み止めの服用（しない・する　生理期間中に　　　　回）
- **生理前の症状（PMSなど）**　（ある・とくにない）
  ある場合は具体的に（　　　　　　　　　　　　　　　　　　）
- **不正出血**　（ある・ない）
  ある場合はそのタイミング（　　　　　　　　　　　　　　　　）

生理の変化（20代前半と比べて）

- **生理の周期**　（長くなった・変わらない・短くなった）
- **生理の量**　（多くなった・変わらない・少なくなった）
- **生理痛**　（増えた・変わらない・減った）
- **不正出血**　（増えた・変わらない・減った）
  増えた場合はそのタイミング（　　　　　　　　　　　　　　）

妊活法が合っているかをチェックするポイント

基礎体温と自覚症状の変化を確認したら、いまおこなっている妊活法が自分に合っているかどうか、つぎのようにチェックします。

● 体調が改善していれば続けてみる

基礎体温や自覚症状を継続的に記録しておくと、数か月後、半年後、1年後に自分の体がどのように変化したかがわかります。

たとえば、つぎのような体の悩みがあったとします。

- 月経周期が短い
- 生理の日数が短い
- 経血の量が少ない
- 生理痛がひどい

- **手足の冷えで不快感を感じる**
- **疲れやすく、食欲もない**

こういう方が漢方薬を一定期間服用してから以前の状態と比べたとき、つぎのような変化を感じることがあります。

- **月経周期が長くなってきた**
- **生理の日数が長くなってきた**
- **経血の量が増えてきた**
- **生理痛を感じなくなった**
- **冷え症を感じなくなってきた、または手先や足先の冷えがなくなってきた**
- **ちょっとしたことでは疲れなくなり、食欲も出てきた**

これらは、よい兆候です。このような方向に向かっているときには漢方薬やその他の妊活法が体に合っていて、うまくいっているということです。

毎日の基礎体温の変化や、いつ、どこに、どんな不調があったのかを記録しておくと、このように具体的に以前と現在の体の状態を比較することができます。

治療がうまくいっているかわからなくてくじけてしまいそうなときも、過去の自分の状態よりよくなっているなら、**妊娠という結果は出ていなくても、体がよい方向に向かい、妊娠しやすい体に近づいている**ということがわかるのです。

そういうときは、現在おこなっていることをさらに継続してみましょう。

●合わないと感じるものは専門家に相談する

妊娠したい一心であれもこれも手を出したせいでかえって妊娠しにくくなった、なんてことがあったら、本当にもったいないです。だからこそ、**巷《ちまた》の評判や他人の体験談を鵜呑《うの》みにしない**ことが大事です。

たとえば、ツボ押しをした人が妊娠したと聞いて、自分も毎日ツボ押しを続けていたら、以前よりも基礎体温が乱れてきたと感じる場合、そのツボ押しはあなたには合わない可能性があります。**基礎体温や体調に気になる変化があり、自分の体に合っていないのではないかと思ったら専門家に相談してみる**ことです。

「改善しているかどうか」は長い目で見る

妊活法が自分に合っているかどうかは、短い期間ではわかりません。たとえば、ある漢方薬を飲み始めて1~2週間経ったけど効果が実感できないからやめる、というのは早すぎます。もっと長い目で見る必要があります。

「体がよい方向に向かっている」というとき、多くの人は、つぎのページの図のように右肩上がりの直線を描いて改善するイメージをもつようです。けれど、**実際には、上がったり下がったりをくり返して改善していくことが多い**のです。とくに、基礎体温はそうです。よくなったり少し悪くなったりをくり返しながら、気がついたら前よりもよくなっている。そういう改善の仕方をする人が多いのです。

これは、季節の移り変わりと似ています。冬から春、夏へと変わるときは、暖かくなったり寒くなったりをくり返しながら、気がつけば暑い夏になります。人間も自然の一部ですから、体の変化も同じです。

このとき注意したいのは、アップダウンをしているときの「ダウン」のタイミング

体質改善の一般的なイメージ

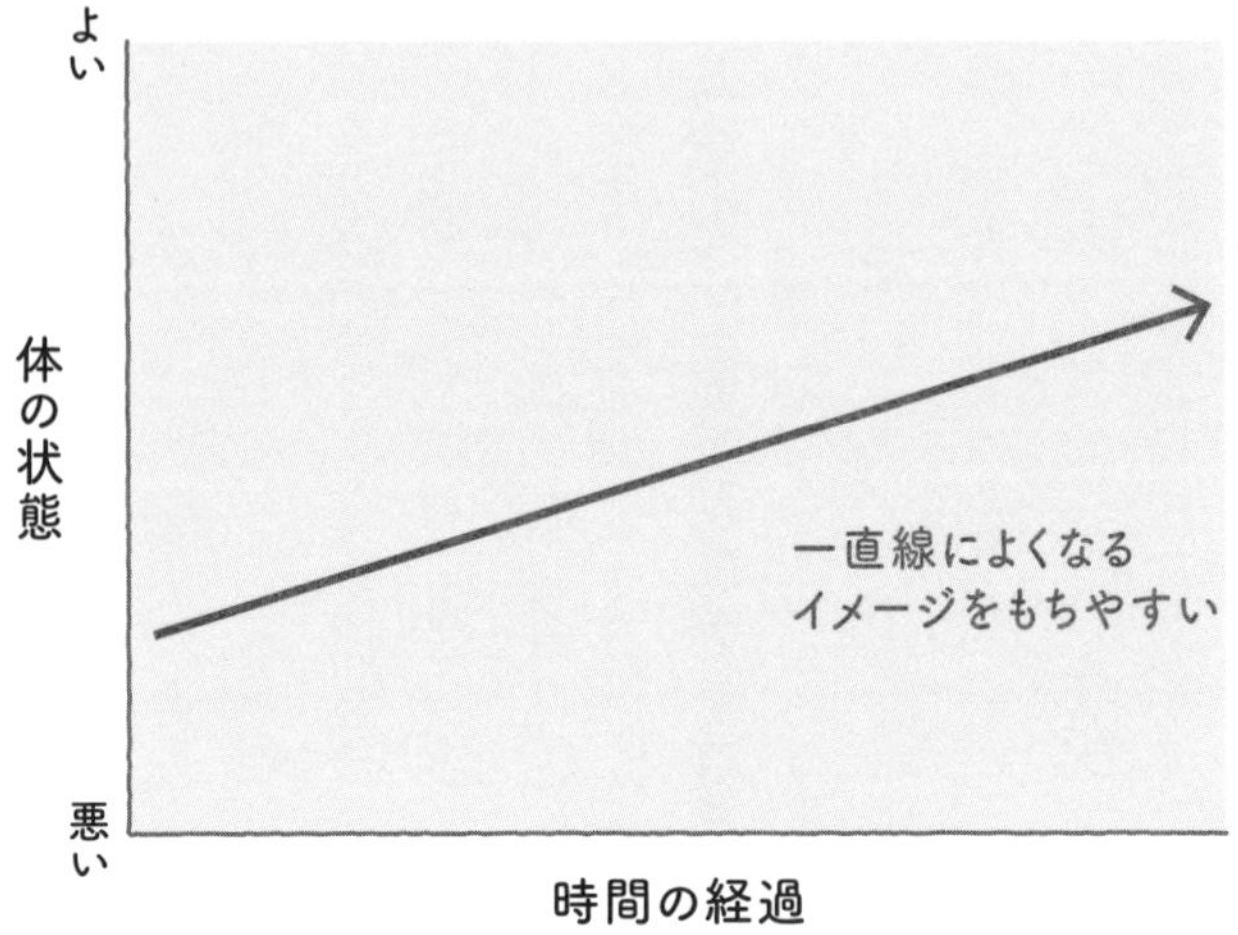

だけ見ると、悪くなっているように見えるということです。こういうときにあせって別のことに手を出さず、ひと呼吸置いてほしいのです。**全体的に、そして長期的に見て体がよい方向に向かっているか**チェックしましょう。

たとえば、高温期の基礎体温が以前より上がったが、つぎの周期では少し下がったという場合は、1回の基礎体温の変化だけで判断せず、もう少し長い目で見てみると体がよい方向に向かっているかどうかがわかってきます。

少なくとも3～4か月は様子を見ましょう。半年、または1年以上経っても改善が見られないなら、合っていな

実際の改善の仕方

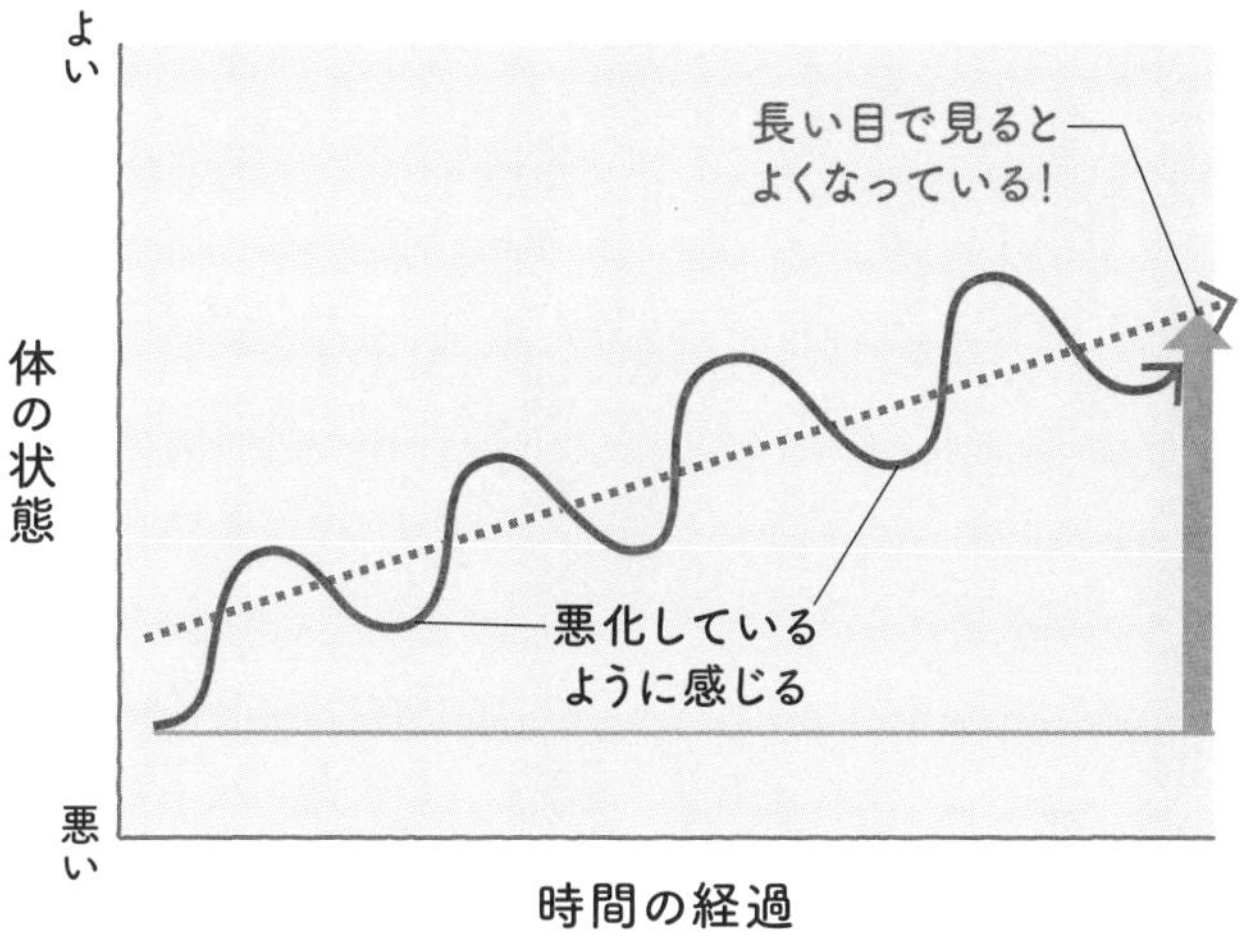

いと考えてもよいと思います。

このように長期的にものごとを見る習慣が身についてくると、あせりや迷いを減らすことができます。

また、もう1つ忘れてはならないのは、**どんな妊活法も生活習慣を整えることが基本となる**ということです。4章で紹介した養生法を実践せず、栄養のかたよった食事をとり、シャワーを浴びて冷たいビールを飲んで夜ふかし……という生活をしていたら、気になる症状を改善するのはむずかしいです。ベースとなる養生法をおこなったうえで、プラスアルファの対策が自分に合っているかをチェックしましょう。

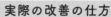

サプリメントについて注意すべきこと

いま、巷には「妊娠できる」と謳《うた》うサプリメントが数えきれないほどあります。これだけ情報があふれた社会の中で、それらを見ずにいることはむずかしいでしょう。

でも、ここで基本に立ち返ってください。**サプリメントは「栄養補助食品」です。**

つまり、**あくまで「補助」をするものであり、主（メイン）となるのは、やはり自然の中で育まれた新鮮な食べ物**なのです。あなたの体に新たな生命を宿すためには、生命力にあふれたものをとっていただきたいのです。

そのうえで、不足しやすいビタミンやミネラルを一部サプリメントで補うのはよいでしょう。それ以外のサプリメントは、使用を控えるようにしてください。

サプリメントの中には西洋のハーブ（薬草）を含んでいるもののほか、女性ホルモンに似た作用をもつものや、漢方薬に近いはたらきをもつものもあります。**それらがあなたの体質に合わなければ体の状態が悪くなる可能性があります**。とくに、漢方薬や病院の薬とこれらの作用の強いサプリメントの併用は控えてください。

あるとき、わたしの薬局に通っている方の基礎体温が突然乱れたため、漢方薬を変更しました。それでも改善せず、さらに変更したら、むしろ悪化したのです。「なぜだ?」と悩むわたしを見て、その方があるサプリメントを飲み始めたことを教えてくれました。そのサプリメントには女性ホルモンに似た成分が入っており、飲むのをやめていただいたら、基礎体温が改善したのです。そういうことが何度もあります。

4章で、食事を家の建築にたとえてお話ししましたが、**漢方薬や病院の薬を飲みながら作用の強いサプリメントを飲むということは、1軒の家を建てる現場に現場監督を2人配置するようなもの**です。2人の現場監督が別々の指示を出しているようでは、まともな家は建ちません。ですから、**ハーブや漢方系、または女性ホルモンに似た作用をもつサプリメントの使用はとくに控えてほしい**のです。

「妊活にいい」とされる健康法をおこなうときの注意点

妊活中の方は、整体や鍼灸、ヨガに通ったりと、妊娠するためにさまざまな努力をされていいます。きっと、あなたもそうなのではないでしょうか。

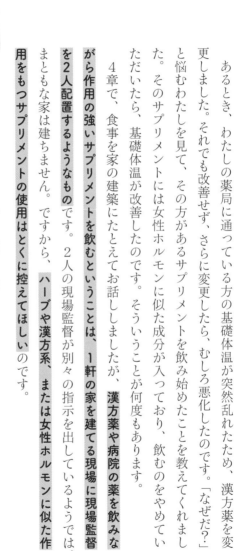

わたしがよく聞かれるのは、「いま、〇〇〇に通っているのですが、続けたほうがよいでしょうか」という質問です（〇〇〇には整体や鍼灸、ヨガなどが入ります）。

この質問に対して、一概に「これはいい、これはダメ」と答えることはできませんが、ここでも**体調の変化が重要な指標になる**のです。

「〇〇〇に通うと妊娠しやすくなる」といわれていたとしても、そこに通うたびに体調が悪くなり、２週間くらいしてやっと体調が戻ってくる……といったことが続いているとしたら、それがあなたの妊娠に結びつくとは考えにくいです。

基礎体温や自覚症状が改善するかどうかは妊活法を検討する目安になります。ただし実際には、自覚症状がない方や、基礎体温に大きな問題がない方もいます。そういう方の場合は**「ここに通うとなんとなく調子がいい」という感覚**を目安にしてください。それがあれば、しばらく続けてみてもよいでしょう。

もう１つお伝えしたいのは、自宅でおこなう妊娠体操やツボ押し、お灸などに対する考え方です。体操やツボ押し、お灸そのものは否定しませんが、**本やインターネットでみつけたものを自分でおこなうのはおすすめしません**。おそらく、多くの方が自分でやってみた経験があるので、「おすすめしない」というと「妊娠するために、自分でできることはやりたいのに、なぜダメなの？」と思われるかもしれません。**なぜかというと、ほとんどの人が自分ではきちんとできていないからです**。うまくできていないだけならまだいいのですが、誤ったやり方でおこなったために月経不順や生理痛が増えたり、股関節痛や腰痛が出たりする方が実際にいるのです。そして、その体操やツボ押しをやめていただくと、その症状がなくなります。

みなさん、体によいことだと思って実践しているので、よくない症状が出てもまさかそれが原因とは思いません。そのため**そのままずっと続けてしまい、かえって妊娠しづらくなった、ということになりかねません**。そういう事態は避けたいのです。

そういう理由で、わたしの薬局では、本などを見ただけで自分でツボ押しなどをすることはやめていただいています。わたしのところに相談に来られる方のうち、自分でツボ押しをしているのは、わたしの紹介した鍼灸師の先生のところに通っている方だけです。その先生は腕がよいので、その日の患者さんの状態に合わせてツボを押す場所をその都度変えています。そして、家に帰ってから自分で押すツボの位置も、毎回、そのときの患者さんの体調に合わせて選び、体に油性ペンで印をつけてくれています。そういう緻密な治療でないとよくならないと、わたしは思っています。

ですから、ツボ押しをしたいのであれば、自分の体調がよくなる鍼灸院を探して、その先生から直接指導を受けるようにしてください。

妊娠体操も、その体操を本で知ったのであれば、始める前に一度でもいいので、体操を考案した人、もしくはそのやり方をしっかりと習った人から直接習うべきです。そういう体操には、写真や動画だけではわからないコツがあることが多いからです。

専門家に直接指導をしてもらうと費用がかかりますから、高くつくように思うかもしれません。けれど、間違ったやり方をして、時間や労力をかけても効いているのかいないのかわからない、むしろ悪化してしまった……なんてことになるよりも、直接習うほうがはるかに効果的で、お金と時間も無駄にならないのです。

不妊治療をするときの病院選びのポイント

より時間とお金をかけずに、最短距離で妊娠につなげるためには、不妊治療をおこなう病院の選び方も非常に重要です。

35歳以上の方の病院選びでもっとも重要なのは、自分に合っている治療を得意としている病院かどうかです。「自分に合っているか」を判断するには、卵巣機能の状態や、どのレベルの治療をするのか、病院の治療成績などが検討材料になります。
具体的には、つぎのようなポイントを検討しましょう。

●病院で卵巣機能の状態をチェックする

35歳以上になると、人によって卵巣機能に差が出てきます。35歳以上でも20代の卵巣機能と変わらないような方もいれば、閉経した50代並みに卵巣機能が著しく低下した方、早発閉経の方もいます。そのため、**まず病院で検査を受けて、卵巣機能の状態をチェックしましょう**。

「病院選びのポイントの1つ目は、病院で検査を受けること」というと矛盾しているように思えるかもしれませんが、これはとても大切なことです。もし、**卵巣機能が著しく低下していた場合、これから挙げる「治療のレベル」や「通いやすさ」といった病院選びのポイントはほとんど関係なくなってしまう**からです。「まずはタイミング法で」と思っていた人でも体外受精が第一の選択肢になりますし、たとえ遠方でも高度な治療ができる病院に通わなくてはならなくなるかもしれません。これは、年齢に関係なく、20代であっても卵巣機能が著しく低下していれば同じことがいえます。

そのため、1章でお話ししたように、まず病院の検査で自分の体を知ることが大切です。とくに、**卵胞刺激ホルモン（FSH）と、残っている卵胞数の指標となる抗ミュラー管ホルモン（AMH）の値は、卵巣機能の状態を知るうえで重要です。**

まずは不妊治療専門の病院で検査を受けてみてください。気になる病院がいくつかあるなら、その第一候補、またはより早く検査ができるところで受けましょう。いきなり不妊治療専門の病院に行くことに抵抗がある人は、近くのレディースクリニックの「ブライダルチェック」を受けてもいいでしょう。検査項目は減ってしまいますが、なにも検査をしないよりは簡易なものでもしたほうがいいです。ただ、その際、抗ミュラー管ホルモン（AMH）の値が調べられるかどうかは必ず確認してください。

著しく卵巣機能が低下した方は、できるだけ早く体外受精をしたほうがよい場合が多いです。卵胞が少しでも多く残っているうちに採卵したほうがよいからです。

また、注意していただきたいのは、早発閉経の方や卵巣機能が著しく低下した方の場合、病院の治療成績は参考にならないことが多いということです。治療成績のよい病院の多くは、ホルモン補充療法による体外受精をおこなっています。ところが、**卵**

巣機能が著しく低下した方にはホルモン補充療法が向かず、低刺激法や自然周期による採卵のほうが向いているケースが多いのです。そのため、治療成績がよいという理由で病院を選んでも、その病院が得意としている治療が自分の体には合わず、結果的に転院しなければならなくなることがあるのです。

●希望する治療のレベル

つぎに考えていただきたいのは、どのレベルまで不妊治療をおこなうのか、ということです。それによって病院選びは異なります。治療のレベルとは、具体的にはつぎのようなものです。

- **体外受精まで希望する**
- **人工授精までは希望するが、体外受精までは考えていない**
- **体外受精や人工授精はおこなわず、できるだけ自然にまかせたい（タイミング法や漢方治療はおこなう）**

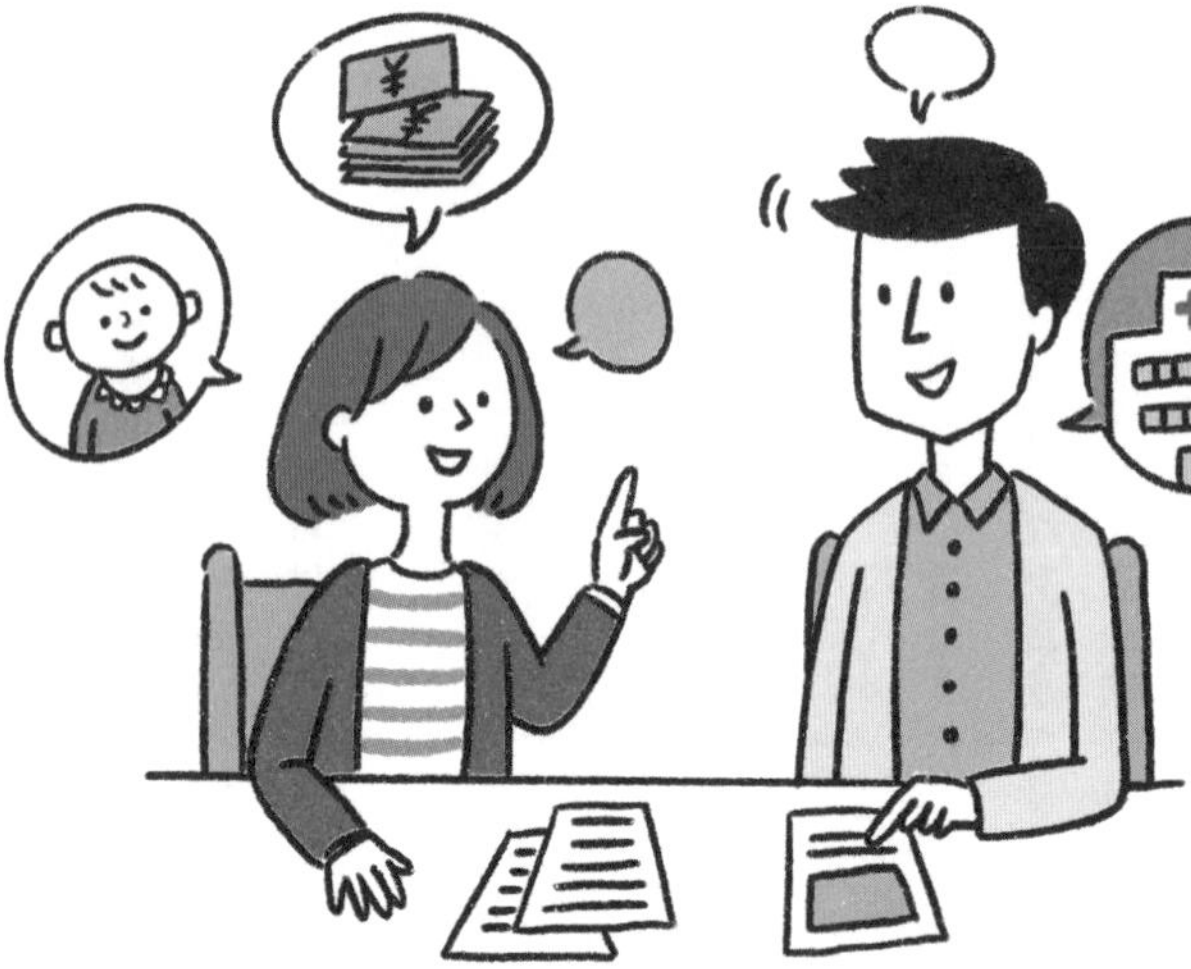

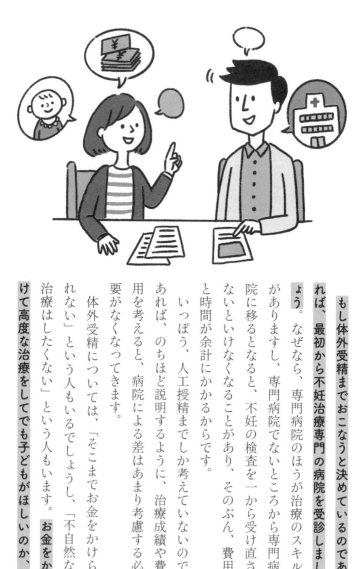

もし体外受精までおこなうと決めているのであれば、最初から不妊治療専門の病院を受診しましょう。なぜなら、専門病院のほうが治療のスキルがありますし、専門病院でないところから専門病院に移るとなると、不妊の検査を一から受け直さないといけなくなることがあり、そのぶん、費用と時間が余計にかかるからです。

いっぽう、人工授精までしか考えていないのであれば、のちほど説明するように、治療成績や費用を考えると、病院による差はあまり考慮する必要がなくなってきます。

体外受精については、「そこまでお金をかけられない」という人もいるでしょうし、「不自然な治療はしたくない」という人もいます。**お金をかけて高度な治療をしてでも子どもがほしいのか、**

できるだけ自然にまかせて結果的に子どもができなくても夫婦ふたりで生きていこうと思うのか、夫婦それぞれの価値観があっていいのです。

ただ、不妊治療を始めるにあたっては、今後どのように不妊治療と向き合っていくのか、夫婦（パートナー同士）でよく話し合っておく必要があります。そして治療中に壁にぶつかり、悩んだときにも、その都度、ふたりでよく話し合いましょう。

●病院の治療成績

体外受精をする方は、病院の体外受精の治療成績（採卵、体外受精から胚移植まで）を確認し、比較しましょう。治療成績が出ていない病院にも腕のいいところがないとはいえませんが、実績を出しているならそれを公表するのが自然と考えれば、**治療成績を出しているところのほうが高い技術力をもっていると判断するのが妥当**です。

さらに、同じ体外受精でも、**顕微授精など最高レベルの治療まで考えているのか、採卵まで高刺激のホルモン補充療法を希望するのか、あるいは低刺激や自然周期を希望するのかで治療成績を見るポイントは変わります**。病院によっては、治療法別の詳細な実績を公表しているところもありますので、チェックしてみてください。

もし、人工授精までと決めているのであれば、病院の治療成績は関係ないことが多いです。なぜなら、人工授精と体外受精では技術レベルが大きく異なり、通常、治療成績の差が出てくるのは、体外受精以上の高度不妊治療からになるためです。実際に、体外受精の治療成績を公表している病院は多いですが、人工授精の治療成績を公表しているところは多くありません。公表している病院を比較してみても、病院による治療法の違いがほとんどないため、治療成績に大きな差は出ないことが多いです。

●治療の費用

治療にかかる費用は、治療成績と同じくらい気になるポイントでしょう。費用に関しても治療成績と同じく、体外受精と人工授精とでは金額が大きく異なります。

人工授精については、不妊治療専門の病院よりも地元の産婦人科やレディースクリニックで受けたほうが安いことが多いです。不妊治療専門の病院で人工授精をすると、2万5000～3万5000円くらいが相場ですが、地元のクリニックなどは1万5000～2万円くらいのところが多いのです。

実際におこなうことはほとんど変わりませんし、先ほど説明したように治療成績も大きくは変わりません。そのため、人工授精までと決めているなら、家や職場の近くの産婦人科などでもよいのではないかと思います。

体外受精は、地域や病院によって費用の差がかなりあります。おおよその費用は、1回あたり40万~70万円くらいのところが多いですが、もっと費用がかかる病院もあります。わたしの住んでいる地域でも体外受精から胚移植までの一連の費用が、安いところと高いところでは1回あたり20万~30万円くらいの差が出ています。

最近では多くの病院で体外受精から胚移植までの費用を公表していますので、比較してみましょう。ただし、**実際には公表金額よりも費用がかかる場合が多い**です。なぜなら、公表している金額には多くの場合、採卵前や胚移植後にかかる薬や検査などの費用が含まれていないからです。なぜ含まれていないかというと、同じ体外受精でも、用いる薬や量、必要な検査は、ホルモン補充をするのか自然周期かなど細かい治療法の違いや、患者さんの状態によって異なるからです。そのため、**ホルモン補充療法も視野に入れて体外受精から胚移植までの高度不妊治療をひと通り受けるなら、公表されている金額に20万円くらい上乗せして考える**とよいでしょう。

さらに、治療を始めてからは、その経過によっても金額に差が出ます。たとえば、体外受精でできた受精卵が1つであれば胚移植も1回で、そこで妊娠しなければ、再度体外受精をすることになります。いっぽう、ホルモン補充療法をして複数の卵子を採卵し、移植できるレベルまで育った受精卵の数が3つあれば、体外受精1回で胚移植に3回トライできます。一般的に体外受精よりも胚移植のほうが費用がかからないので、トータルの費用は抑えられます。ただ、できた受精卵の数に応じた凍結費用はかかります。このように、**治療の経過によりトータルの費用が変わってきます**。

体外受精は数回で妊娠できる人もいれば、10回以上おこなう人もいます。これは、実際にやってみなくてはわかりません。**費用をどのくらいまでかけるのかについても、夫婦で話し合っておくほうがよいでしょう**。

●病院の通いやすさ

病院の診療時間や待ち時間、通院にかかる時間も検討するポイントになります。仕事をしながら不妊治療をする人は、仕事の合間を縫って病院に通うので、**予約時間通りに診察を受けられるか、仕事が終わってから病院に通えるか**は重要です。待ち時間は病院のホームページではわからないことが多いので、口コミを参考にしましょう。

●子連れOKか、産科も付属しているか

二人目不妊の人は子どもを病院に連れて行けるか、または近くに一時預かりの施設があるかが重要なポイントになります。いっぽう、一人目の不妊治療で通う人にとっては、病院で赤ちゃんを目にするのがつらいということもあるでしょう。そのため、その病院が子連れOKかどうかは、あらかじめ確認しておくといいポイントです。

また、不妊治療の病院に産科があることもあります。不妊治療中の人と妊婦さんが会わずに済む配慮をしている病院もありますが、病院の近くで妊婦さんを見かけるのもつらいという人には、産科のない病院のほうがいいでしょう。いっぽう、出産まで同じ病院でサポートしてほしい人には、産科が付属している病院が合っています。

●医師の人柄やスタッフの対応

医師の人柄やスタッフの対応も、気になるポイントです。「優しい先生がいい」という人には技術力が高くてもぶっきらぼうな医師は合わないでしょうし、治療成績がよければ医師の性格は気にならないという人には合っているかもしれません。

これについては、患者さんの本音を知るために、口コミを参考にするとよいと思い

ます。ただ、サイトによっておすすめする病院がかたよっていることもあるので、妊活サイトやSNSなど、1つではなく複数の口コミを参考にしましょう。

不妊に強い漢方薬局の選び方

不妊治療を受けるにあたって、病院選びが重要であるのと同じように、漢方薬局選びもとても重要です。ここではどういう漢方薬局がおすすめで、どういう漢方薬局がおすすめできないのか見分けるポイントをお教えします。

漢方薬局の選び方は、飲食店を探すのに似ています。たとえば、インターネットで検索してトップに出てきた飲食店が本当においしいとは限りません。広告費をかけていて、宣伝がうまいだけかもしれません。漢方薬局も、有名だからといって本当にいい薬局だとは限りません。

飲食店と漢方薬局選びの決定的な違いは、**漢方薬局のよしあしは一度通っただけではわからない**という点です。飲食店なら、一度食べてみればその店の料理がおいしいかどうかがわかります。いっぽう、漢方薬局の場合は、そこで出された漢方薬をちょっと飲んだくらいではその薬局が自分に合っているのかどうか、判断がつかないのです。そのため、通う前によく調べることが大切です。つぎのようなことをチェックしてみてください。

●扱っている症例や体験談、実績数

漢方薬局を選ぶときにまずチェックしたいポイントは、**その薬局のホームページに載っている症例や体験談、実績数など**です。多くの症例や体験談がある薬局は、経験値が高いはずです。多くの人の相談を受けているぶん、あなたと似た体質や悩みをもった人も治療したことがある可能性が高いため、なにかと安心です。

ホームページにそういった情報がない場合は、口コミも参考になるでしょう。漢方薬局も、妊活サイトやＳＮＳなど、複数の口コミをチェックするのがおすすめです。

●不妊治療にくわしいか

つぎに重要なのは、その薬局の薬剤師が不妊治療全般の知識をもっているかどうかです。専門性の高い部分は別として、**不妊治療専門の病院でおこなう治療に関して、**

ある程度説明できるくらいの知識は必要でしょう。

現在の漢方治療がうまくいっているかどうかを知る手がかりとして病院の検査データを見ることもありますし、婦人科系の病気から漢方的な体質をある程度推測することもできます。そのため、病院の検査データを見て、その人の体の状況を理解できるくらいの知識を漢方薬局の薬剤師ももっていたほうがいいのです。

●体質や状態の変化に合わせて漢方薬を変えているか

それから、**その人の体質や、体調の変化、病院の検査データなどをチェックすることなく、ずっと同じ漢方薬を出し続けるところはおすすめできません**。

漢方は、人それぞれの体質に応じて用いる漢方薬を変えるのが普通です。体質に合った漢方薬を服用すると、自覚症状の改善（疲れにくくなった、冷え症が改善したなど）や基礎体温の改善（グラフの形が変わるなど）など、通常はどこかによい変化が見られます。また、病院の治療における変化（ホルモンの値が改善する、採卵できる卵子の数が増える、受精卵のグレードが上がるなど）も出てくるでしょう。

こういった改善が見られた場合は同じ薬でも問題ないことが多いのですが、もし一定期間服用してもなにも改善しないなら、用いる漢方薬を変更することが多いです。ただし、これについては毎月排卵がある方に関することで、無月経や早発閉経（↓P.177）などの特殊なケースは除きます。また、ときには例外的に、体質が改善するのに長期間かかるケースもあります。

誤解しないでいただきたいのは、「薬を頻繁に変える漢方薬局がいい」というわけではないということです。用いる漢方薬を変更するかどうかが大事なのではなく、**その人の体の変化をしっかりと把握して、用いる漢方薬をよく検討し、その都度対応してくれているか**が大事なのです。

●地元の不妊治療の病院の情報にくわしいか

漢方薬局の薬剤師が、地元の不妊治療をおこなう病院や医師の情報にくわしいかどうかも大事なポイントです。多くの漢方薬局は地元密着型ですから、不妊相談の経験が豊富なら、相談に来た方の話からその地域の不妊治療の情報がたくさん入ってくるはずです。地元の情報にくわしくない場合は、実際にはあまり不妊治療の相談を受けていないか、相談している方の話をきちんと聞いていない可能性があります。

集中的に体質改善をおこない1年以内に妊娠

30代・治療歴2年

1年ほど違う漢方薬局に通っていましたが、まったく効果がありませんでした。1年治療すれば妊娠すると言われ、140万円以上を費やしたのに、結局妊娠しませんでした。

そんなとき、インターネットで不妊に強いと評判の「漢方薬局ハーブス」をみつけて通い始めました。子宮筋腫、子宮内膜症、卵巣癒着などいろいろな問題があり、年齢的にも妊娠は無理かも……と、何度もくじけそうになりました。

病院ではかなり厳しいことを言われ、落ち込むことばかりでしたが、谷先生に励ましていただいたおかげでがんばることができ、無事に妊娠できました。病院の治療だけでは妊娠はむずかしかったと思います。本当にありがとうございました。

漢方治療について

この方は、前の薬局の漢方薬が合わなかったため、不妊の証（原因）がたくさんありました。結果、漢方薬の種類も量も多くなり、当時通われていた方の中で一番治療費がかかってしまい、妊娠に十分なレベルに到達するまでに時間もかかりました。

子宮筋腫などさまざまな問題がありましたが、年齢も考慮して、あえてそれらの治療はおこなわず、原因となる漢方的な体質の改善に集中しました。

十分なレベルまで改善できたところで体外受精をすすめましたが、1回目の移植はうまくいきませんでした。そこで、2回目の移植前に、着床を助けるために血流をよくする漢方薬に切り替えたところ、無事に妊娠され、ほっとしました。

用いた漢方薬

スクアレン、十全大補湯《じゅうぜんたいほとう》、温経湯《うんけいとう》、当帰建中湯《とうきけんちゅうとう》、人参製剤などを用いました。妊娠後の流産防止には、当帰芍薬散《とうきしゃくやくさん》などを使いました。

第6章

不妊原因となる病気と治療法

西洋医学と漢方のどちらも味方につける

不妊治療専門の病院に通いながら、漢方治療をする人は少なくありません。いっぽう、人工授精や体外受精をせず自然に妊娠したいという理由で漢方を選ぶ人もいます。どの治療を選ぶかは人それぞれですが、西洋医学と漢方、それぞれの得意・不得意を理解して活用したいものです。両者にはどのような違いがあるのでしょうか。

●西洋医学の得意・不得意

西洋医学は、**不妊の原因を目に見えるかたちで捉え、それらを直接的に治療する**のが得意です。たとえば、超音波の画像で子宮や卵巣の状態を確認し、血液検査をしてホルモンの状態を数値で捉えます。また、手術で子宮筋腫などの不妊原因を取り除く、体外受精をする、といった治療をおこないます。このように最新の医学を使い、ダイレクトに妊娠へつなげようとするのが西洋医学のアプローチです。ただし、西洋医学では画像や数値にあらわれない原因に対処することはむずかしいです。

●漢方の得意・不得意

病院で検査を受けても不妊の原因がみつからない、受精卵の状態もホルモンの数値も悪くないのに妊娠しない、という人は少なくありません。**漢方は、そのような目に見えず、数値化できない不妊の原因に対してアプローチできます**。それが3章で紹介した「体質」です。それぞれの体質は特有の症状（不調）をともなうことが多いため、症状から根本にある体質を探ることができます。そして、**その体質が西洋医学的には「原因不明」といわれる不妊の原因となっていることが多い**のです。

たとえば、「疲れやすい」という症状があった場合、西洋医学では臓器の異常や貧血などがなければ、明確な治療法はありませんし、それが妊娠に関係するとは考えません。いっぽう漢方では、「疲れやすい」という症状は気虚の人にあらわれやすく、気虚《ききょ》は不妊の大きな原因になると考えます。そこで、気虚を改善する漢方薬や養生法を用いて不調を改善します。すると、その後、妊娠にいたるケースがよくあるのです。

もちろん、漢方も万能ではありません。重度のチョコレート嚢胞《のうほう》や子宮筋腫など、手術をして物理的に取り除かなければならない不妊原因がある場合や、重度の男性不妊（無精子症など）の場合には、西洋医学での治療が必要です。

漢方と西洋医学は、不妊の原因を探すための視点や、その原因に対するアプローチが異なるため、**西洋医学ではみつからない原因が漢方でみつかったり、西洋医学では改善が見られなかった不調が漢方で改善されたりします**。もちろん、その逆もあります。**西洋医学と漢方は対立するものではなく補完し合うもの**なのです。

不妊の3つの原因とおもな病気

ここからは、不妊の原因となる疾患（おもに婦人科系疾患）の概要や基礎体温の傾向、基本的な漢方治療と、病院の治療との組み合わせ方についてお話しします。

まず、このあとのページを読む前かあとに**必ず病院で不妊症の検査を受けるようにしてください**。検査で問題がなかった方も、検査ではわからない原因が隠れている場合もあるので、不正出血がある、いつもと違うおりものが出た、何度も流産するといったときは、医師や漢方薬剤師に相談してください。

それぞれの疾患の基礎体温の傾向も書いていますが、自分の基礎体温がそれに近いと思っても、自己判断せず病院の検査も受けてください。

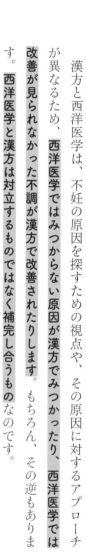

女性の不妊原因となるおもな疾患

女性の不妊原因	西洋医学で扱うおもな疾患
排卵に関わるもの	多嚢胞性卵巣症候群（PCOS）、高プロラクチン血症、卵胞期短縮症、早発閉経（早発卵巣不全）、チョコレート嚢胞（子宮内膜症）　など
着床に関わるもの	黄体機能不全、子宮筋腫、子宮腺筋症（子宮内膜症）、子宮内膜ポリープ、子宮奇形　など
その他の要因	卵管閉塞、不育症、甲状腺機能亢進症（バセドウ病）、甲状腺機能低下症（橋本病）、頸管粘液不全、抗精子抗体、機能性不妊（原因不明）　など

ここで紹介する漢方的アプローチは、わたしの薬局でおすすめしているものです。ほかのやり方をする先生もいらっしゃるので、漢方治療を受ける場合は、ご自身が選んだ薬局で治療法について相談してください。また、ここでは、30代後半以上で治療に時間的制約のある方を想定してお話しします。

女性の不妊に関わる疾患は、「排卵できない」「受精卵が子宮に着床しない」「その他」という3つの不妊原因で分けられます。実際には、排卵と着床の両方に複合的に関わる疾患もあります。それでは、これらのうち代表的な疾患について説明していきましょう。

排卵に関わる婦人科系疾患の特徴と漢方的アプローチ

多嚢胞性卵巣症候群（PCOS）

卵胞《らんぽう》がうまく育たず排卵できない、または、卵巣の外膜が厚くなって排卵しづらくなる病気です。月経異常（稀発《きはつ》月経や無月経）がある、超音波検査で10ミリ程度の小さな卵胞が数珠状に連なったものが多数見られる、卵胞刺激ホルモン（FSH）の値が正常で黄体《おうたい》形成ホルモン（LH）が高値になるという特徴があります。

●基礎体温の傾向

低温期が長くなる（↓P.50）、**低温期の基礎体温が高い**（↓P.52）という傾向があります。さらに、**悪化すると稀発月経（周期が39日以上の月経）や無月経（3か月以上月経が来ない状態）になり、基礎体温が一相に**なってしまいます（↓P.61）。

●漢方と病院の治療の組み合わせ方

軽度の場合は漢方だけでも改善することはあります。病院で治療を受けても排卵できず、漢方薬を併用したら排卵できるようになったケースは多いです。ただし、重度の排卵障害がある方は、病院の治療との併用をおすすめする場合もあります。多嚢胞性卵巣症候群の方は生理がかなり遅れる生理不順があり、漢方的には、**瘀血**《おけつ》の体質であることが多く、瘀血を改善させる駆瘀血剤《くおけつざい》を用いるのが一般的です。

高プロラクチン血症

妊娠中や授乳中以外にプロラクチンが高くなる疾患です。プロラクチンは母乳を出すためのホルモンで、通常、妊娠後から授乳中に分泌されます。プロラクチンは、母乳の分泌を促す以外にも排卵を抑制してつぎの妊娠を防ぐはたらきがあるため、この病気になると、**生理不順になったり、重度の場合は無排卵になることもあります**。

●基礎体温の傾向

軽度であれば低温期から高温期へ徐々に上がるグラフになり（↓P.54）、まれに**重**

症化すると無排卵・無月経になり、グラフが一相になることがあります（↓P.61）。

●漢方と病院の治療の組み合わせ方

高齢で、ほかにも体質的な漢方治療が必要な場合は、病院の治療を優先させることが多いです。副作用で病院の薬の服用を中止した場合など、漢方薬で対応するケースもあります。高プロラクチン血症を漢方で考えると、**気滞《きたい》（肝気鬱結《かんきうっけつ》）と瘀血の混合した状態**のため、気をめぐらせる漢方薬と、血をサラサラにする漢方薬を使います。

卵胞期短縮症

その名の通り、**卵胞期（低温期）が短くなります**。これは、加齢にともない、卵巣機能が低下する過程で起きる症状です。卵巣機能が低下すると卵胞の育ちが悪くなり、卵胞ホルモンの分泌が低下します。すると、脳下垂体《のうかすいたい》から卵胞刺激ホルモン（FSH）が通常よりも多く分泌されます。これにより卵胞の発育が促進され、成長が早くなりますが、もともと卵巣機能の低下が引き金で起きているので、卵子の質が低下する場合があるのです。そのため、妊娠しにくくなったり、流産を起こしやすくなったりします。この病気には、月経周期が短くなる以外に特別な自覚症状はありません。

●基礎体温の傾向

低温期が短くなり、月経周期そのものも短くなります（↓P.51）。40歳を超えて卵巣機能が衰えてくるころから低温期が短くなる傾向があります。

●漢方と病院の治療の組み合わせ方

漢方で治療できるケースも多いですが、漢方だけでは不十分な場合、病院との併用をおすすめすることもあります。また人によっては、漢方と並行して、病院での治療のステップアップ（体外受精など）をすすめる場合もあります。卵胞期短縮症は漢方的には**腎虚**《じんきょ》や**血虚**《けっきょ》の可能性が高く、それぞれの漢方治療をおこなうことが多いです。

早発閉経（早発卵巣不全）

早発閉経（早発卵巣不全）は、**40歳（または43歳）未満で閉経した状態**です。生理がない以外には症状がない方もいれば、更年期障害の症状や不正出血が出る方もいます。基本的には月経が来ないわけですから、重度の生理不順であり不妊症です。

● **基礎体温の傾向**

基礎体温はフラットな一相の状態が続きます（→P.61）。人によっては、年に数回、二相に分かれるような基礎体温になる場合（稀発月経〜無月経）もあります。

● **漢方と病院の治療の組み合わせ方**

早発閉経は、むずかしい状態であり、漢方治療と病院の治療の併用が必須だと考えています。また、病院選びも漢方薬局選びもとても重要で、実績がある専門性の高いところを選ぶべきです。漢方理論では、**重度の腎虚**または**血虚**、あるいは**気滞（肝気鬱結）の状態**であると考えられるため、それぞれの漢方治療をおこないます。

チョコレート嚢胞（子宮内膜症）

子宮の内膜組織が子宮内腔以外にできる病気です。卵巣内にできると**チョコレート嚢胞**《のうほう》、子宮筋層内にできると**子宮腺筋症**（→P.183）という病名になります。チョコレート嚢胞は卵巣内の子宮内膜が、生理のたびにはがれて出血し、蓄積してチョコレート色になるためこの名前がつきました。この病気になると排卵しづらくなります。また、卵巣周辺に癒着《ゆちゃく》ができ、排卵した卵子をうまく卵管内に取り込めない「ピックアップ障害」になるといわれています。これも不妊の大きな原因です。

● 基礎体温の傾向

低温期が高く、短く、高温期も高くなりがちです（↓P.91下段）。また**生理が始まっても、基礎体温の高温期が高いまま数日続く**こともあります。

● 漢方と病院の治療の組み合わせ方

軽度な場合は、漢方治療を試してみてもよいでしょう。癒着をともなう重度の子宮内膜症、排卵障害をともなうチョコレート嚢胞、またチョコレート嚢胞が採卵の邪魔になる場合などは手術を優先すべきだと思います。

ただし、手術の際に注意すべき点があります。手術で病巣部を大きく切除した場合、卵巣内の卵胞も取り除かれ、卵胞の残数が減ります。わたしの薬局に来ていた方の中にも、チョコレート嚢胞の手術後に早発閉経になったと思われる方が複数いました。手術をすることになった場合は、妊娠希望であることを伝えたうえで、手術の進め方を担当医とよく相談しましょう。

子宮内膜症は、漢方では基本的には**瘀血**と考えられ、血液をサラサラにする漢方薬を用います。治療をすると主症状である生理痛が改善することが多く、癒着と炎症をくり返す症状も止まることがあります。ただし、一度できた癒着は取り除けません。

着床に関わる婦人科系疾患の特徴と漢方的アプローチ

黄体機能不全

なんらかの原因で卵巣機能が低下することによって起きる病気です。黄体ホルモン（プロゲステロン）の分泌の低下によって起きるケースと、黄体ホルモンには異常がないのに子宮内膜自体のはたらきに異常があるケースがあります。黄体機能不全になると、**子宮内膜に問題が生じ、受精卵が着床しづらくなります**。自覚症状はあまりなく、病院で検査を受けたり、基礎体温を測定したりしなければわからないことが多いです。ただし、ひどくなると、**不正出血や頻発月経**などを起こすことがあります。

●基礎体温の傾向

黄体機能不全になると**高温期を維持できなくなります**。そのため、高温期が36・7℃に届かない、高温期の日数が12日（または10日）未満と短くなる、低温期と高温期の差が0・3℃未満になるといったことが起きます。グラフの形は、**高温期に基礎体温が一時的に下がる**（↓P.59）、**高温期の日数が短くなる**（↓P.56）、**高温期の体温が低くなる**（↓P.58）、**低温期との差がなくなる**という傾向があります。

●漢方と病院の治療の組み合わせ方

黄体機能不全は漢方の得意分野です。漢方理論では**血虚**もしくは**気虚**や**腎虚**の状態と考え、それらを改善する漢方薬を用います。病院では、排卵誘発剤の使用や、高温期の黄体ホルモンの内服、ゴナドトロピン製剤の注射などがおこなわれるケースもあります。これらの治療で基礎体温が改善する場合もあれば、不十分な場合もあります。

基礎体温が改善しても妊娠しない、または十分に改善しないときは、漢方的な原因にアプローチすることで基礎体温が改善され、妊娠にいたるケースも多いです。

子宮筋腫

子宮筋腫は、**子宮に良性の腫瘍ができる病気**です。30歳以上では2割から3割の方がもっています。原因ははっきりとはわかっていませんが、閉経すると縮小することから女性ホルモンが関係していると考えられています。

不妊への影響は、場所や大きさ、数で変わります。子宮筋腫には漿膜下《しょうまくか》筋腫（外側にできる筋腫）、粘膜下《ねんまくか》筋腫（内側にできる筋腫）、筋層内筋腫（筋層にできる筋腫）の3種類があります。粘膜下筋腫は子宮内膜の下にできるため着床のさまたげになりやすく、筋層内筋腫は位置と大きさによります。漿膜下筋腫は不妊にあまり関係しないとされていますが、わたしは大きいものはすべて不妊に影響すると考えています。

症状も大きさや数、場所で変わり、まったく症状がない方もいます。多い症状は、過多月経、激しい生理痛や腰痛などで、大きくなって膀胱を圧迫すると頻尿《ひんにょう》、大腸を圧迫すると便秘、下肢の血管に影響すると静脈瘤やむくみを起こすこともあります。

● 基礎体温の傾向

漢方理論上は瘀血なので、瘀血の基礎体温になりそうですが、実際にはそうならないことが多く、**基礎体温から子宮筋腫の可能性を推測するのはむずかしい**です。

● 漢方と病院の治療の組み合わせ方

治療の仕方はその大きさと位置、数によって異なります。漢方でも治療可能ですが、大きいものや、大きくなくても粘膜下筋腫、筋層内筋腫の場合は着床に影響する可能性があるため、高齢で時間的制約があれば手術をおすすめすることも多いです。

時間にゆとりのある方や手術を受けたくない方は、漢方薬だけで治療することもあります。小さな筋腫なら比較的短期で消える場合もあります。漢方で考えると**瘀血**になるため、桂枝茯苓丸《けいしぶくりょうがん》などの駆瘀血作用のある漢方薬を用いるのが一般的です。

子宮腺筋症（子宮内膜症）

子宮の筋層に子宮内膜の腺《せん》組織ができることによって起こる子宮内膜症の一種ですが、生理のたびに筋層内で生理と同様のことが起こるため、炎症や癒着をくり返すことになります。その結果、子宮の本来のはたらきができなくなり、着床障害を起こしやすくなると考えられています。また卵管周辺にできてしまうと、卵管と組織が癒着して卵管閉塞《へいそく》（↓P.185）を引き起こす原因になります。

●基礎体温の傾向

チョコレート嚢胞（↓P.178）と同様に**低温期が高く、短く、高温期も高くなる**ことが多いです（↓P.91下段）。また**月経後も高温期が数日続く**ことがあります。

●漢方と病院の治療の組み合わせ方

チョコレート嚢胞とは異なり、漢方薬で治療することが多いです。なぜなら、妊娠希望の方の子宮腺筋症は病院でも治療がむずかしいためです。病状によっては手術にリスクがあるため、すすめられないこともあります。病院で治療をするかは、担当医と相談する必要がありますし、結果的にはケースバイケースのことが多いです。

漢方薬は、チョコレート嚢胞と同様に、**瘀血を治療する駆瘀血剤**を用います。

その他の疾患の特徴と漢方的アプローチ

卵管閉塞

卵管がふさがってしまう病気です。これにより精子と卵子が受精できなくなります。完全にはわかっていませんが、子宮内膜症、感染症などが原因と考えられています。自覚症状がなく不妊検査ではじめてわかることが多いです。

●基礎体温の傾向

卵管閉塞の基礎体温も、**低温期から高温期に徐々に上がる**（↓P.54）という傾向があります。

●漢方と病院の治療の組み合わせ方

漢方だけでも治療できるケースは多いですが、卵管周辺に癒着があるとむずかしい場合もあります。この治療を得意としている薬局で治療することが望ましいです。

原因を漢方的に考えると、おもなものは瘀血（血液の滞り）と水毒《すいどく》（水の滞り）です。ですから血液の流れをよくして、余分な水を取り除くために瘀血に対しては活血薬の桂枝茯苓丸、水毒に対しては二陳湯《にちんとう》の系統を用いることが多いです。

病院の治療としては卵管鏡下卵管形成術（ＦＴ）があります。卵管鏡下卵管形成術は即効性のある治療法ですが、原因そのものを治療していないため、数年で再発するリスクもあります。再発した方は、漢方薬を試してみる価値はあると思います。

卵管閉塞の原因が子宮内膜症などの場合は、手術しても再癒着のリスクがあるため、体外受精にステップアップしたほうがよい場合もあります。

不育症

流産（22週未満）もしくは死産（22週以降）、新生児死亡を2回以上くり返すことです。不育症のうち、３回以上の流産をとくに「習慣流産」といいます。おもな原因としては、受精卵の染色体異常、子宮の形態異常、子宮の位置異常（子宮後屈など）、子宮筋腫、子宮内膜症、子宮腔癒着症、子宮頸管無力症、抗リン脂質抗体症候群、黄体機能不全、甲状腺《こうじょうせん》機能低下症などがあります。一般的に3回流産すると検査の対象となりますが、2回目では検査をしない病院もあります。しかし、高齢で心拍確認後の流産が1回でもある方は、受けたほうがよい検査だとわたしは思います。

●基礎体温の傾向

不育症の原因はさまざまです。そのため、基礎体温の形もさまざまで、残念ながら基礎体温から不育症を推測することはむずかしいです。

●漢方と病院の治療の組み合わせ方

病院の検査で問題がみつからないのに流産や死産をくり返す場合は、漢方的な体質が原因であることが多いです。流産しやすいのは**瘀血**や**血虚**、**気虚**、**腎虚**ですが、抗リン脂質抗体などの免疫異常は**水毒（体の中の水のかたより）**が原因になることもあります。不育症の原因がはっきりしている場合（とくに抗リン脂質抗体症候群など）は、妊娠するまでは漢方薬で治療をおこないます。妊娠後は病院の治療を必ずおこないながら、漢方薬を併用することが望ましいです。

甲状腺機能亢進症（バセドウ病）

甲状腺ホルモンの分泌が過剰になる病気で、代表的なのが自己免疫疾患の1つであるバセドウ病です。甲状腺ホルモンには体の新陳代謝を活発にするはたらきがあり、過剰に分泌されるとさまざまな症状が出ます。おもな症状は手足の震え、心拍数の増加、動悸《どうき》、発汗増加、体温上昇、興奮、口の渇き、食欲の増加、体重減少、息切れなどです。バセドウ病は不育症の原因になるといわれています。

●基礎体温の傾向

甲状腺機能亢進症《こうしんしょう》（バセドウ病）の基礎体温の傾向は、**低温期も高温期も高めになりやすい**（↓P.52）ということです。

●漢方と病院の治療の組み合わせ方

漢方でも治療はできますが、高齢で時間的制約があり、ほかにも体質的な漢方治療が必要な場合は、病院での治療を優先させることが多いです。漢方で考えると**気滞（肝気鬱結）と水毒、瘀血**などが原因のことが多く、これらの漢方治療をおこないます。

甲状腺機能低下症（橋本病）

甲状腺ホルモンの分泌が低下することによって新陳代謝が低下する病気です。代表的なものが橋本病という自己免疫疾患です。新陳代謝が低下すると、さまざまな症状を引き起こします。おもな症状は強い倦怠感、無気力、皮膚の乾燥、体温の低下、発汗減少、むくみ、体重増加などです。これらの症状は、うつ病と間違われることもあります。橋本病は、不妊症と不育症の原因の1つになるといわれています。

●基礎体温の傾向

基礎体温は、**低温期も高温期もやや低めになりやすい**（↓P.53）という傾向があります。

●漢方と病院の治療の組み合わせ方

甲状腺機能亢進症（バセドウ病）と同様に、高齢の場合は病院の治療を優先させることも多いです。漢方では**瘀血**、**気滞（肝気鬱結）**と**水毒**の治療をおこないます。

おわりに

あなたの妊活が後悔のないものであるために

最後まで読んでいただき、ありがとうございます。

今回、本を書くにあたって、多くの方から「妊娠しやすくなる食べ物を具体的に知りたい」「妊娠しやすくなるツボを教えてほしい」など、さまざまなご要望をいただきました。あなたもこの本を読みながら、「あの食材や健康法については書かれていないけれど、実際、どうなんだろう?」と気になる部分があったかもしれません。

インターネットや書籍で取り上げられる「妊娠によい」とされるものの中には、たしかに効果があるものがあります。けれど、効果が強いものほど、使いこなすのがむずかしいのです。そのため、この本では、一定の効果があっても使いこなすのがむずかしいものについては、あえて書かないようにしました。

不妊治療には時間的な限りがあるため、5年後や10年後に同じ治療をやり直すことはできません。だからこそ、後悔のない妊活をしてほしいのです。

「妊娠体質」をつくるために大切なのは、「はじめに」でもお話ししたように、「なんとなくよさそう」ではなく「自分に合う」妊活法をみつけ、それを地道に続けることです。

みなさんの妊活の一助になればという思いで、必要な考え方や方法をお伝えすべくこの本を書いてきましたが、本書の内容があなたが期待していた通りのものであったかどうかはわかりません。それでも、この本が赤ちゃんを授かりたいと願うあなたの役に立つことを願っています。そして、あなたがこれまで積み重ねてきた尊い努力が、必ず実を結ぶことを切に願います。

最後に、出版の機会をくださった辰巳出版グループの廣瀬和二社長、担当の村田絵梨佳さん、執筆をサポートしてくださった村山悠さん、締め切りをすぎても納得のいく内容になるまでおつき合いくださった編集の河西泰さん、深谷美智子さん、わたしの漢方の師である太陽堂漢薬局の木下順一朗先生、忙しい妊活中にもかかわらずアドバイスをくれた方、体験談を寄せてくれた方、そして、この本の制作に関わってくれたすべての方々に心よりお礼申し上げます。

深謝

谷 裕一郎

谷 裕一郎

1967年、広島県生まれ。薬剤師、国際A級中医師。関東伝漢研会員、日本東洋医学会会員。1991年に鳥取大学農学部を卒業したのち、1999年に北海道医療大学薬学部を主席で卒業。大学卒業後、中医学の修得を目指し、吉祥寺東西薬局（東京都）の故・猪越恭也先生に師事、2003年より同薬局の薬局長を務める。その後、日本の伝統漢方に魅せられ、太陽堂漢薬局（福岡県）の木下順一朗先生に師事。2005年に広島市にて「漢方薬局ハーブス」を開設。一人ひとりの体質に合わせた丁寧な漢方治療と、不妊治療に関する深い知識をもとに、約400人の妊娠をサポートしてきた。趣味は食べ歩き、好きな食べ物はご飯、大切にしている言葉は「辛抱する木に花が咲く」。

＊漢方薬局ハーブス
https://kanpo-herbs.com/

＊LINE公式アカウント
妊活中のみなさんからの質問に対する回答、漢方薬や養生法の話などを定期的に配信中！

編集協力　河西 泰／深谷美智子（le pont）／村山 悠
ブックデザイン・イラスト　藤塚尚子（e to kumi）
DTP　三協美術
校正　くすのき舎
出版プロデュース　天才工場　吉田 浩

＊おもな参考文献

『妊娠しやすい食生活』（マグロウヒル・エデュケーション）、『不妊治療を考えたら読む本』（講談社）、『卵子の老化に負けない「妊娠体質」に変わる栄養セラピー』（青春出版社）

赤ちゃんがやってくる！
35歳からの「妊娠体質」のつくりかた

2020年5月15日　初版第1刷発行
2021年9月30日　初版第2刷発行

著　者　谷 裕一郎
発行者　廣瀬和二
発行所　株式会社日東書院本社
〒160-0022
東京都新宿区新宿2丁目15番14号 辰巳ビル
TEL：03-5360-7522（代表）　FAX：03-5360-8951（販売部）
URL：http://www.TG-NET.co.jp
編集担当　村田絵梨佳
印刷所　三共グラフィック株式会社
製本所　株式会社セイコーバインダリー

ISBN978-4-528-02296-6 C2047

［読者のみなさまへ］
本書の内容に関するお問い合わせは、お手紙かメール（info@TG-NET.co.jp）にて承ります。
恐縮ですが、お電話でのお問い合わせはご遠慮ください。